Dr. med. Franz Eduard Brock

So hilft Kneipp bei niedrigem Blutdruck

W0172166

Dr. med. Franz Eduard Brock

So hilft Kneipp bei niedrigem Blutdruck

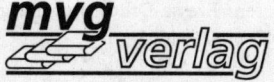

Die Deutsche Bibliothek — CIP-Kurztitelaufnahme

Brock, Franz Eduard:
So hilft Kneipp bei niedrigem Blutdruck / Franz Eduard Brock.
— München ; Landsberg am Lech : mvg-verl., 1994
  (mvg Paperbacks ; 493)
  ISBN 3-478-08493-8
NE: GT

Für die freundliche Bereitstellung des Bildmaterials danken wir:
Herrn Dr. Hermann Silberhorn, der die Grafiken zeichnete,
Herrn Hans Horst Fröhlich, Kneipp-Apotheke Bad Wörishofen, der die Heilpflanzen fotografierte,
und der Kurdirektion des Kneipp-Heilbades Bad Wörishofen, die uns alle anderen Abbildungen zur Verfügung stellte.

Das Papier dieses Taschenbuchs wird möglichst umweltschonend hergestellt und enthält keine optischen Aufheller.

Titel der im Orac Verlag erschienenen Originalausgabe:
,,So hilft Kneipp bei niedrigem Blutdruck''

© 1991 by Verlag Orac im Verlag Kremayr & Scheriau, Wien

Veröffentlicht mit freundlicher Genehmigung des Orac Verlages im Verlag Kremayr und Scheriau, Wien, in der Taschenbuchreihe des mvg-verlags im verlag moderne industrie AG, München/Landsberg am Lech.

Alle Rechte, insbesondere das Recht der Vervielfältigung und Verbreitung sowie der Übersetzung, vorbehalten. Kein Teil des Werkes darf in irgendeiner Form (durch Fotokopie, Mikrofilm oder ein anderes Verfahren) ohne schriftliche Genehmigung des Verlages reproduziert oder unter Verwendung elektronischer Systeme gespeichert, verarbeitet, vervielfältigt oder verbreitet werden.

Umschlaggestaltung: Gruber & König, Augsburg
Satz: Fotosatz H. Buck, 84036 Kumhausen
Druck- und Bindearbeiten: Presse-Druck Augsburg
Printed in Germany 080 493/794602
ISBN 3-478-08493-8

Inhaltsverzeichnis

Vorwort der Herausgeber*

„Um gesund zu bleiben, muß sich der Mensch bewegen, schwitzen und soll das Wasser in seiner mildesten Form gebrauchen."

Trefflich knapp beschreibt hier ein Mann vor über 100 Jahren, was heute uneingeschränkt gilt. Sebastian Kneipp, der große Naturheilkundige, der volkstümliche Pfarrer und Sozialreformer, der von 1821 bis 1897 im bayerischen Allgäu lebte und ab 1855 im damals kleinen Bauerndorf Wörishofen seine Therapie und Kur entwickelte, die damals wie heute Weltruf genießt.

Was Kneipp von anderen „Naturheilern" unterscheidet, ist die Bescheidenheit, ist die Einsicht, als Nicht-Arzt seine Grenzen zu kennen. Kneipp rief stets die Ärzte auf, sich seiner Ideen anzunehmen. Und sie kamen, er konnte sie für seine Sicht der Medizin interessieren und für seine Behandlungsmethoden begeistern. Er sicherte damit die wissenschaftliche Fundierung seines neuen Behandlungskonzeptes.

---

* Jeder Band der Reihe „So hilft Kneipp bei ..." beginnt mit einer kurzen Biographie Kneipps und einer allgemeinen Beschreibung seiner Therapiemethoden. Wir haben uns entschlossen, diese Kapitel in jedem Band zu wiederholen, um dem Leser die Möglichkeit zu geben, jeden Band einzeln zu erwerben. Denn: wenn auch jeweils nur ein bestimmtes Gesundheitsproblem behandelt wird − das Leben Kneipps und die Grundprinzipien der Kneipptherapie sind für das Verständnis und die speziellen praktischen Anwendungen unverzichtbar.

Damals war der Priesterarzt lange Zeit umstritten. Man muß bedenken, daß etwa gleichzeitig die Medizin einen ihrer bahnbrechenden Fortschritte feierte: Rudolf Virchow hatte die Zelle entdeckt! Alles konzentrierte sich auf dieses vermeintlich kleinste Teilchen unseres Organismus. Anhänger Virchows gingen sogar so weit, daß sie etwas wie die „Seele" verleugneten, weil sie dieselbe in der Zelle nicht finden konnten. Damals nahm unsere heutige, von apparativen Meisterleistungen, pharmakologischen Erfolgen, aber auch von Entgleisungen geprägte und immer weiter ins Spezialistentum vordringende „Schulmedizin" ihren Anfang.

Apparative wie auch pharmakologische Medizin sind in vielen Fällen an ihre Grenzen gestoßen, an Grenzen der Humanität, der Ethik, der Wirtschaftlichkeit, der Verantwortbarkeit: Laufend werden Medikamente von Gesundheitsbehörden in aller Welt aus dem Verkehr gezogen, weil die Nebenwirkungen nicht zu vertreten sind!

Wenn wir heute darauf so reagieren, daß wir nach Alternativen zu dieser oft zu technischen, manchmal gar entmenschlichten „Heilkunst" suchen, dann reagieren wir eigentlich ganz normal: Die in diesem Jahrhundert rasant beschleunigte Entwicklung der Medizin hat nämlich die alte Heilkunst, die Behandlung mit den unendlich vielen Schätzen unserer Natur, allzusehr in den Hintergrund gedrängt. Heute fordern wir zu Recht ein Comeback, eine Renaissance der Naturheilkunde, und sie ist in vollem Gange!

Sebastian Kneipps Lehre vom „naturgemäßen Leben und Heilen" steht nicht alleine da. Schon vor 2000 Jahren legten die Ärzte-Väter Hippokrates und Aristoteles den Grundstein dazu, ähnliche Hochkulturen der Naturmedizin kennen wir aus Asien, etwa aus China oder Persien. Kneipp hat also keineswegs die Naturheilkunde erfunden, auch nicht die Hydrotherapie, die Wasserheilkunst, die aus seinen Behandlungsweisen herausragt. Sebastian Kneipps Verdienst ist es aber, die wirksamsten Methoden der abendländischen Naturheilkunde unermüdlich erprobt, kritisch gesichtet, verfeinert und zu einem ganzheitlichen Programm ausgebaut zu haben. Sein Behandlungsplan setzte sich – und das ist auch heute vorbildlich – aus fünf Wirkprinzipien zusammen:

- Hydrotherapie (Wasserheilkunde)
- Phytotherapie (Pflanzenheilkunde)
- Ernährungstherapie
- Bewegungstherapie
- Ordnungstherapie (das Leib-Seele-Wechselspiel)

Heute sind Sebastian Kneipps Erkenntnisse, die er in Jahrzehnten erfolgreicher Kurpraxis erarbeitet und niedergeschrieben hat, von der medizinischen Wissenschaft umfassend untersucht und bestätigt worden. Mehr und mehr verschwindet auch die unnötige Trennung von „Schulmedizin" und „Naturheilkunde". Sie weicht der Erkenntnis, daß nur eine Medizin richtig sein kann, nämlich jene, die hilft und die einer naturwissenschaftlichen Prüfung standhält.

Die Kneippbehandlung ist das zentrale und am weitesten ausgereifte Programm moderner Naturheilverfahren, es ist in sich geschlossen und zeitlos gültig. Und somit bietet es uns auch hervorragende Möglichkeiten, dieses eigenartige Geschehen eines niedrigen Blutdrucks wirksam zu behandeln. Der niedere Blutdruck wird oft gar nicht als Krankheit akzeptiert. Manche sagen auch, er sei eine Art „Lebensversicherung"; jedoch wissen alle, die mit Hypotonie zu tun haben, wie elend man sich damit oft fühlt. Und die Kneipptherapie gibt uns hier die Chance, ganz ohne Medikamente den Blutdruck zu normalisieren.

Das besondere Anliegen der Autoren und Herausgeber dieses Buches und der dazugehörigen Reihe ist es, die volle Wirkungsbreite, die Vielseitigkeit der Kneipptherapie darzustellen. Und das sowohl für den Noch-Gesunden, der vorbeugen möchte, als auch für den Angeschlagenen, der sich umstellen will, für den chronisch Kranken, der dauerhafte Therapie braucht, wie für den nach Krankheit oder Unfall wieder Genesenden. Dabei ist es oberstes Prinzip, trotz wissenschaftlicher Genauigkeit für jedermann verständlich zu sein.

Lothar Burghardt   *Hans Hermann von Wimpffen*

Sebastian Kneipp –
Leben und Werk

Sebastian Kneipp –
der Vater der modernen Ganzheitsmedizin

Im Jahr 1889, gerade 68 Jahre alt geworden und auf dem Höhepunkt seiner weltweiten Berühmtheit, schrieb Sebastian Kneipp in seiner Autobiographie: „Nach dem Urteile zweier vorzüglicher Ärzte war ich im Jahr 1847 am Rande des Grabes, beide hielten mich für verloren; durch die Hilfe des Wassers allein lebe ich heute und bin munter und guter Dinge."

Wenn man Kneipps Lebensgeschichte verfolgt und diesem Schlüsselerlebnis einer zunächst „wundersamen" Heilung von tödlicher Krankheit auf den Grund geht, entdeckt man immer wieder aufs neue faszinierende Beispiele von Lebensmut, Problembewältigung und naturheilkundlicher Genialität.

Dabei war Sebastian Kneipp keineswegs ein Wunderkind, und er erweckte auch nicht den Eindruck eines Genies. Aber gelehrt durch entbehrungsreiches Leben in der Jugend, von bodenständig-schwäbischer, ja geradezu dickköpfiger Willenskraft geprägt und mit der tief religiösen Liebe zur Schöpfung setzte er auf genial einfache Weise die Elemente heilender Kräfte aus der Natur zusammen. Spricht man heute von Ganzheitsmedizin oder „psychosomatischer Medizin", so kann Kneipp als „Vater" dieses Gedankens und praktischer Vorläufer dieser neuzeitlichen Therapieansätze gelten. Wie kam es dazu, daß dieser Mann, der ja nur eines wollte, nämlich Priester werden, so bahnbrechend für die moderne Naturheilkunde geworden ist?

Die wagemutige Selbsttherapie mit Wasser

Sebastian Kneipp kam in einem der schönsten Fleck-chen Erde zur Welt: am 17. Mai 1821, einem Sonntag, in Stefansried im bayerischen Allgäu. Ein armseliger Weiler zwar, aber man konnte die nahe gelegene gewal-tige Basilika der Benediktinerabtei Ottobeuren sehen und hören, heute wie damals ein geistig-religiöses Zentrum Europas. Der kleine „Weberbaschtl" wurde zwar in die-ser prunkvollen Basilika getauft, ansonsten aber war sein Los wie das der Eltern trostlos; Anfang des letzten Jahr-hunderts ging es der Bevölkerung in diesem damals „strukturschwachen" Gebiet leider allgemein schlecht: Die heute dominierende Milchwirtschaft war noch nicht „erfunden", man lebte vornehmlich vom Flachsanbau. Kneipps Eltern, dürftige Webersleute, gehörten zu den ärmsten, deren einziger Reichtum ein einfaches „Häusle" und natürlich viele Kinder waren.

Aber zwei Dinge bekam Kneipp schon in die Wiege gelegt: Erstens lernte auch er, wie man in der Einfach-heit die Ordnung der Dinge finden kann, und zum zwei-ten war seine Mutter ein erfahrenes „Kräuterweible", das den Schatz der Heilkräuter kannte und einsetzte: Die einfachen Leute mußten sich auch in Gesundheits-fragen zunächst selbst helfen können.

So war Kneipp von klein auf mit der Natur, ihren Ge-setzen und ihren Schätzen bestens vertraut. Aber dies sollte zunächst seinen Lebensweg weniger bestimmen.

Als der 12jährige Sebastian anno 1833 in die Sonn-tagsschule übertreten darf, ist es längst sein sehnlich-ster Wunsch, Priester zu werden. Die Eltern lehnen stets ab, das Auskommen reicht beileibe nicht für ein Studium. Außerdem brauchen sie den Sohn am Webstuhl: Schon als Kind verbringt Kneipp die meiste freie Zeit außerhalb der Schule im feuchtkalten elterlichen Webkeller. Hier wird auch seiner späteren schweren Erkrankung, der Lungenschwindsucht (TBC), der Boden bereitet.

Kneipp nimmt jede Chance wahr, auf eigene Faust das Studium finanzieren zu können: Er hilft aus auf Bauernhöfen als Knecht, er verdingt sich als Maurer und Hilfsarbeiter. Aber kaum hat er einen bescheidenen ,,Schatz'' zusammengespart, schlägt das Schicksal zum erstenmal hart zu: Ausgerechnet an seinem Geburtstag fallen 1842 seine Ersparnisse einem Brand zum Opfer, der auch das elterliche Haus vernichtet.

Kneipp will dennoch seinen Weg gehen. Ludwig Merkle, der Kaplan des Marktes Grönenbach bei Ottobeuren, nimmt den Jungen aus Stefansried auf und beginnt mit ihm den Lateinunterricht. Und Kneipp lernt und schuftet, um wieder neu für das Studium zusammenzusparen.

1844 kann er endlich den entscheidenden Schritt tun und als ,,Spätberufener'' mit 23 Jahren in das Gymnasium von Dillingen an der Donau eintreten. Er absolviert es in nur vier Jahren mit hohem Lob, aber der Preis, den er bezahlen muß, ist sehr hoch: Anstelle früherer harter, aber letztlich auch abhärtender Tätigkeit etwa auf dem Bau oder in der Landwirtschaft muß Kneipp nun unablässig lernen. Die enge Studierstube und die mangelnde Frischluft lassen sein schlummerndes Leiden, die Tuberkulose, voll zum Ausbruch kommen.

Man muß sich den Lebensmut des jungen Kneipp vorstellen: Die ,,Lungenschwindsucht'' galt damals als unheilbar, Penicillin oder andere Antibiotika waren noch nicht erfunden. Dennoch, obwohl alle Ärzte ihm keine Heilungschancen mehr geben — er spricht selbst von mehr als 200 verzweifelten Arztkonsultationen —, beginnt Sebastian Kneipp 1848 an der Universität München das Studium der Philosophie. Er will Priester werden, und er hofft. Die Schwindsucht quält ihn in immer heftigeren Schüben, er bäumt sich gegen das Schwinden der Kräfte. Und hätte er nicht das kernige Naturell seines Allgäuer Schlages gehabt, hätte er sich vielleicht schon aufgegeben.

Wasser — ein Heilmittel?

In der Bibliothek des Georgianums zu München, gleich gegenüber der angesehenen Universität, sucht Kneipp neben philosophischer und theologischer Literatur auch noch etwas anderes: Gibt es denn nichts, was helfen könnte, mit einer Krankheit wie der Schwindsucht fertig zu werden? Hat die Natur nichts parat, was auch in seiner Situation helfen könnte? Kneipp weiß ja schon: *Natura sanat, medicus curat* — ,,Die Natur heilt selbst, der Arzt verhilft ihr nur dazu''.

Wie Schuppen fällt es ihm von den Augen, als er das Buch ,,Von der Kraft und Wirkung des Wassers in die Leiber der Menschen in gesunden und kranken Tagen'' durchblättert, das zwei Generationen vor ihm der Stadtphysikus Dr. Johann Siegmund Hahn aus dem schlesischen Schweidnitz verfaßt und das ihm den Spitznamen

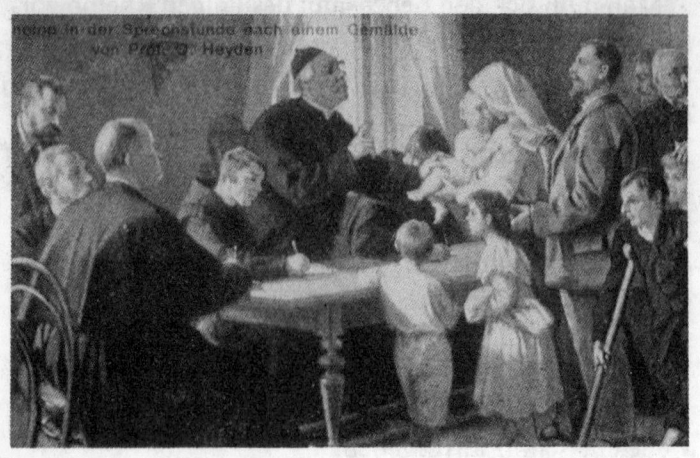

Sprechstunde Sebastian Kneipps anno 1880

,,Wasserhahn'' eingebracht hatte. Mittlerweile war aber dieses ,,Wasserkur-Lehrbuch'' von einem berühmten Mediziner, dem Ansbacher Professor Dr. Oertel, über-arbeitet und neu herausgegeben worden. Kneipp fand seinen Zustand in dem Buch so genau beschrieben, daß er sofort beschloß, sein Geschick einmal mehr in die ei-gene Hand zu nehmen.

Was auf den ersten Blick heroisch, ja unerhört ris-kant aussieht, ergreift Kneipp ,,als letzten Strohhalm''. Im kalten November des Jahres 1848 startet er in der Donau seines Studienortes Dillingen eine ,,Kalt-Wasser-Therapie'', dies aber nach Hahns Vorschrift und durch-aus mit System: Er läuft warm angezogen die zwei, drei Kilometer vom Priesterseminar ans Flußufer, so daß er richtig schwitzt. Dann zieht er sich schnell aus und taucht kurz bis zum Hals in die eiskalten Fluten. Ohne sich abzutrocknen, springt er schnell in seine wollene, warme Kleidung und rennt zurück zu seiner Stube, wo er sich sofort ins Bett legt und ausruht.

In Kneipps Schriften kann man immer wieder lesen, daß er wohl zunächst selbst skeptisch war, aber der von Hahn und Oertel vorgezeichnete Weg schien ihm schlüssig: Die Krankheit durch Stärkung der eigenen natürlichen Abwehrkräfte niederringen! Er fühlt sich nach den ersten Tauchbädern etwas besser, das gibt ihm Hoffnung. Nach einigen Wochen harter Selbsttherapie fühlt er: Es geht aufwärts. Nach wenigen Monaten ist Kneipp gänzlich gesund, er hat den Schlüssel zur Heilkraft der Natur wiedergefunden!

Heute wissen wir nicht nur aufgrund des Autopsiebefundes des hochbetagt gestorbenen Priesterarztes, daß er tatsächlich von Lungenschwindsucht befallen gewesen war. Wir wissen auch, daß sein Organismus noch „Rückstellkräfte" gehabt haben muß, die ein solches Aufbautraining mit Wasserreizen zuließen. Wir wissen zudem, daß Kneipp damit altes Wissen aus Jahrtausenden über die Bedeutung der Wasserreize auf den Organismus neu genutzt hat. Und wir wissen heute, daß sich an diesem Naturgesetz „kaltes Wasser stärkt" nichts geändert hat, wenngleich wir die Wasserheilkunst, die Hydrotherapie, viel feiner dosiert anwenden können. Das ist letztlich Kneipps Verdienst.

Sein weiterer Lebensweg ist eine Erfolgsgeschichte: 1852 wird er in Augsburg zum Priester geweiht, 1855 übernimmt er im Auftrag des Bischofs die Stelle eines geistlichen Leiters des Dominikanerinnen-Klosters zu Wörishofen, auch um dort eine Klosterschule pädagogisch zu betreuen und die Klosterwirtschaft nach den

Verlusten der Säkularisation wieder aufzubauen. Kneipp löst alle diese vielfältigen Aufgaben mit unerschöpflicher Energie und großem Talent. Doch die ,,Therapie'' läßt ihn nicht mehr los. Er fühlt sich verpflichtet, auch Studienkollegen und später priesterlichen Mitbrüdern nach der ,,neuen'' Methode zu helfen. Die Erfolge führen dazu, daß sich sein heilendes Tun herumspricht. Auch nach Wörishofen folgen ihm Heilungssuchende, er vermag sie nicht abzuweisen. Als er 1881 die Pfarrstelle in dem schwäbischen Dorf antritt, ist er im Ort schon geachtet und ob seiner Vielseitigkeit stets gefragt. Nur mit den Kranken ist es so eine Sache: Immer mehr kommen, das Kloster kann sie nicht mehr alle aufnehmen. Gedrängt vom Abt des Klosters Beuron schreibt Kneipp seine hydrotherapeutischen Erkenntnisse nieder, 1886 erscheint sein erstes Werk ,,Meine Wasserkur'', in erster Linie, wie Kneipp im Vorspann bemerkt, um die Menschen zur Selbsthilfe anzuleiten, damit nicht so viele kämen. Das Buch wird ein Bestseller, die ganze Welt liest es, es wird in 17 Sprachen übersetzt, und jetzt kommen noch mehr Hilfesuchende zu ihm. Kneipp errichtet nun die ersten ,,Kurhäuser'', Sebastianeum, Kinderheilstätte und Kneippianum − heute moderne und angesehene Kurkliniken. Das Bauerndorf wandelt sich zum Kurort und ist in weniger als zehn Jahren, bis Kneipp 1897 stirbt, ebenso weltbekannt wie sein genialer Pfarrer. Daß Kneipp und seine von ihm in Jahrzehnten in Selbstversuchen und konsequenter Forschung entwickelte Kur nicht in Vergessenheit gerieten, hat er selbst eindrucksvoll in die Wege geleitet: Trotz aller Erfolge bescheiden und demütig, rief er immer wieder die Ärzte, die ,,Schulmediziner'', auf, sich seiner Methoden anzunehmen. Mehr und mehr Ärzte kamen, Dr. Klein-schrod, Dr. Bergmann, Dr. Baumgarten — letzterer zeichnet für den Beginn der wissenschaftlichen Syste-matisierung der Kneipptherapie und damit für ihre schulmedizinische Absicherung verantwortlich.

Die wissenschaftlichen Grundlagen
der Kneipptherapie

Der theoretische Grundsatz von Kneipp ist bereits klar: der Natur durch Reize die Chance und den Auftrag ge-ben, das gestörte Gleichgewicht zwischen Gesundheit und Krankheit wieder einzurenken. Aber das hatten schon viele vor Kneipp versucht, zumal mit Wasser: Manche entwickelten regelrechte ,,Roßkuren'', indem sie die Patienten unter Wasserschwallduschen stellten.

Sebastian Kneipp tat das Gegenteil: Er versuchte in immer neuen Schritten, die Hydrotherapie zu verfeinern und sie für Menschen unterschiedlichen Alters, verschie-dener Gesundheitsstörungen und unterschiedlicher Kon-stitution nutzbar zu machen.

Aus heutiger Betrachtung lassen sich fünf Haupt-gründe dafür darstellen, daß Kneipp — trotz der An-feindungen der mit Recht skeptischen Universitätsme-diziner — so großen Erfolg hatte und daß sein Thera-piekonzept heute als moderner denn je angesehen wird:

1. Das Prinzip der Ursachenbekämpfung

Kneipp war es gewohnt, den Sachen auf den Grund zu gehen. Als Seelsorger konnte er zuhören, die Menschen in allen Dimensionen ihres Wesens, ihrer Sorgen, ihrer Gewohnheiten kennenlernen. Für ihn war eine Funktionsstörung oder Krankheit nicht Schicksal, es mußte dafür eine Ursache geben. Während die offizielle Medizin sich bereits immer mehr zum Spezialistentum hin entwickelte, was ebenfalls unbestreitbar große Fortschritte brachte, hielt Kneipp am Prinzip der Ursachenfindung und -bekämpfung fest. Er betrieb „kausale Therapie" und gab sich nie mit dem Kurieren von Symptomen zufrieden.

Kneipps Diagnostik, aus großer Erfahrung und mit Augenmaß betrieben, wurde in dem Maße abgesichert, wie er Ärzte für seine Praxis gewann. Und dies ist ein zweiter Erfolgsbaustein:

2. Die wissenschaftliche Bewertung und Weiterentwicklung

Bereits 1894, sechs Jahre, nachdem die ersten Ärzte sich für seine Methode interessiert hatten, konnte Sebastian Kneipp einen Ärztebund gründen. Damit bestand für die Kneipptherapie keine Gefahr mehr, als Außenseitermethode wieder verdrängt zu werden. Die Kneippärzte, damals noch Pioniere, heute mit der aufstrebenden Richtung „Naturheilverfahren" fest in der Medizinfortbildung integriert, haben in den vergangenen 100 Jahren dafür gesorgt, daß die Kneipptherapie in all ihren Wirkungsbereichen wissenschaftlich untersucht wurde. Heute befassen sich mehrere Forschungsstellen, teils als Tochtereinrichtungen von Universitätsinstituten, mit der weiteren Fundierung: Stets neue Meßmethoden erlauben die Beobachtung von Zusammenhängen, die damals undenkbar waren, von denen Kneipp aber überraschend viele richtig eingeschätzt hat.

3. Die Verfeinerung alter Heilkunst

Vor Kneipp war die Hydrotherapie meist zu brutal eingesetzt worden, wohl auch aus der damaligen „humoralpathologischen" Sichtweise der Medizin: Man nahm nach Hippokrates – was übrigens nicht völlig abwegig ist – an, daß Gesundheit und Krankheit letztlich von den Säften (humor = Saft) und deren richtigem Verhältnis abhängig seien: Blut, Lymphe, Speichel und Magensaft, Galle, Bauchspeicheldrüsen- und Darmdrüsensaft. Folglich versuchte man alles, um zu „verdünnen", zu „entgiften", zu „entschlacken", „abzuführen", „abzuzapfen". Von diesen Extremen kam Kneipp sehr schnell zu einer Theorie, die heute als grundrichtig belegt ist: Der kleinstmögliche Reiz, der die gewünschte Wirkung erzielt, ist der beste. Kneipp schreibt selbst: *„Ich warne vor jedem zu starken und zu häufigen Anwenden des Wassers. Der sonstige Nutzen des Heilelementes kehrt sich in Schaden."*

Oder an anderer Stelle: *„Dreißig Jahre habe ich studiert und jede einzelne Anwendung an mir selbst probiert. Dreimal* – ich gestehe es offen – sah ich mich veranlaßt, mein Wasserverfahren zu ändern, die Saiten abzuspannen, von der Strenge zu Milde, von großer Milde zu noch größerer herabzusteigen."

Mit dieser Vorgabe hat Sebastian Kneipp die wissenschaftliche und systematisch dosierte Anwendung des Wassers auf unser größtes Organ, die Haut, eingeleitet. Hydrotherapie heute ist so verfeinert, daß ihre Anwendungsmöglichkeiten aufgrund der feinen Abstimmbarkeit eigentlich für jeden Menschen nutzbar sind, vom Schwerkranken bis zum lebensprallen Hypertoniker — immer vorausgesetzt, der Organismus kann auf die gesetzten Reize noch reagieren (siehe Gegenanzeigen!).

4. Die Hydrotherapie ist nicht alles

Nun kam Kneipp auch sein von zu Hause erworbenes Interesse an den heilkräftigen Pflanzen zugute: *„Es gibt kaum zwei Pflanzen, die denselben Geruch haben, und wir können wohl annehmen, daß auch jede ihre besondere Wirkung haben muß."* Wenn man ihn nicht „Wasserdoktor" genannt hätte, wäre Kneipp wohl das Attribut „Kräuterpfarrer" angedient worden: Er widmete sich inbrünstig der einschlägigen Literatur, probierte insbesondere im Bereich der Kräutertees und baute sich systematisch und ergänzend zur Hydrotherapie einen Heilpflanzen-Schatz auf. Aus der Partnerschaft mit seinem Apothekerfreund Leonhard Oberhäußer aus Würzburg erwuchs schließlich die wissenschaftliche Begründung der „Phytotherapie", die heute ein viel beforschtes Feld der Pharmakologie ist. Auch in der Phytotherapie setzte Kneipp auf das richtige Prinzip: milde Wirkung, die einen dauerhaften Einsatz erlaubt, der frei von unerwünschten Nebenwirkungen ist.

Seinem Naturell als Mahner, Aufrüttler zu einer gesünderen Lebensführung entspricht es, daß er neben dem kunstgerechten Einsatz des Wassers und der Heilkräuter auch Bewegung und richtige Ernährung in seine Behandlungspläne einbaute. Kneipp sah ja an manch verweichlichten Zeitgenossen (oft aus den „höheren und höchsten Schichten"), daß Bewegungsmangel für viele Krankheiten mitverantwortlich war, und er schätzte die Bedeutung gesunder Ernährung so hoch ein, wie es uns erst heute wieder richtig zu Bewußtsein kommt. Drastisch, aber wie immer treffsicher formulierte er: *,,Wenn der Vater einer Krankheit oft unbekannt ist, die Mutter ist immer die Ernährung!"*

Kneipps Ernährungsratschläge kann man heute mit Genuß nachvollziehen – einfach, unverkünstelt, vollwertig und möglichst naturbelassen und frisch soll die Kost sein.

5. Die eigentliche Ganzheitstherapie

Kneipp verlor nie seinen Hauptauftrag aus den Augen, den zu erfüllen er sich in der Jugend so gequält hatte: Als Priester war er zunächst der seelischen und sozialen Verfassung seiner Mitmenschen verpflichtet. In dieser Verantwortung sah er auch seine Heilmethode: *,,Oft konnte ich den kranken Menschen erst helfen, nachdem ich Ordnung in ihre Seelen gebracht hatte."* Kneipp kann mit Fug und Recht als der erste Therapeut der Neuzeit benannt werden, der Therapie als Ganzheitsaufgabe im Leib-Seele-Zusammenhang ansah und damit das entwickelte, was wir heute ,,Psychosomatik" nennen. Das Ordnungsprinzip ist fundamentaler Bestandteil seiner Heilkunst; Ordnungstherapie ist die Klammer, die alle anderen Wirkprinzipien einbindet und in ihrer Wirksamkeit absichert.

Kneipptherapie heute

Kneipptherapie ist immer das Zusammenspiel aller fünf Wirkprinzipien: Hydro-, Phyto-, Ernährungs-, Bewegungs- und Ordnungstherapie. Dabei ist die moderne Kneipp-Physiotherapie (Heilmaßnahme über die Natur) nicht statisch, sie hat neue wissenschaftliche Erkenntnisse immer gewürdigt und ebensowenig den technischen Fortschritt mißachtet. Zu allen fünf Wirkprinzipien liegen heute zahlreiche wissenschaftliche Studien und Forschungsarbeiten vor, was nicht heißt, daß nicht in dem Maße weitergeforscht wird, wie der Mensch immer tiefer in die Zusammenhänge von Ursache und Wirkung eindringt und dazu immer neue Meßverfahren entwickelt.

Aus der umfangreichen wissenschaftlichen Kneipp-literatur sollen hier einige interessante Details festgehalten werden.

1. Hydrotherapie

Was beim ersten Hinsehen so einfach aussieht, entpuppt sich als das Wunderwerk der unserem Organismus innewohnenden Regulationsmöglichkeiten. Genaugenommen sind die über 130 verschiedenen Wasseranwendungen, also Waschungen, Wassertreten, Güsse, Bäder, Dämpfe und Wickel, ein Training für unsere Gefäße, das sie elastisch halten soll. Dazu muß man wissen, daß unsere Haut sowohl Kälte- als auch Wärmefühler besitzt, die wie Thermostaten wirken: Sie melden Temperaturänderungen „nach oben", an die autonomen Nervenzentren, von wo aus die Steuerungsvorgänge ablaufen, die die Körperinnentemperatur konstant halten. Wir alle wissen, daß dies lebensnotwendig ist: Temperaturen über 40° C oder unter 36° C sind für uns bereits lebensbedrohlich.

Nun sind wir seit Urzeiten Kalt- und Warmreizen ausgesetzt, wobei wir uns in früheren Zeiten lediglich durch zusätzliche „Haut" in Form von Kleidung vor Kälte schützen konnten. Heute aber leben wir „vollklimatisiert", und die Anforderungen an unsere eigene und automatische Temperaturregulation sind immer geringer geworden. Damit fehlt unseren Gefäßen aber oft der

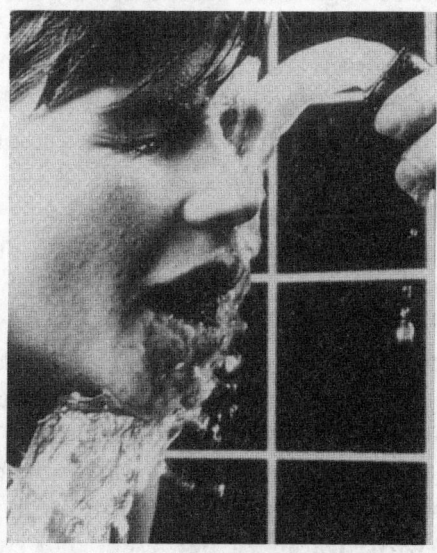

Gesichtsguß

nötige „Trainingsreiz": Durchblutungsstörungen, Bluthochdruck, Arteriosklerose und viele Funktions- wie Organstörungen, aber auch erhöhte Infektanfälligkeit sind die Folgen.

Hier setzt die Kneippsche Hydrotherapie mit kalten, warmen oder wechselnd temperierten Wasserreizen an, wobei das Trainingsprinzip durch eine fein stufenförmig ansteigende Reizstärke ideal erreicht wird. Dabei hat selbst ein einfacher Kneippscher Guß eine dreifache Wirkung:

a) Zunächst wirkt er direkt auf die in der Haut liegenden (kapillaren) Gefäße: Bei kalt ziehen sie sich zusammen, bei warm dehnen sie sich aus, um wieder vermehrt Blut zuzuführen.

b) Zugleich hat jedes Hautsegment mit ihm korrespondierende innere Organe (Headsche Zonen), die über Nervenbahnen im Rückenmark „kurzgeschlossen" sind. So führt ein Wasserreiz, der eine Mehrdurchblutung einer Hautpartie bewirkt, gleichzeitig auch zu einer Mehrdurchblutung und damit verbesserten Versorgung der zugehörigen inneren Organe.

c) Schließlich läuft noch ein komplizierter Reiz-Reaktions-Mechanismus über das Zentralnervensystem im Gehirn ab. Dies geschieht autonom, also selbständig, ohne Willensbeeinflussung, um, wie oben erwähnt, die Temperatur im Körperkern immer konstant zu halten. Eine einfache Versuchsanordnung mag dies verdeutlichen: Wird bei einer Testperson der rechte Unterarm in ein kaltes Armbad getaucht, verändert sich auch die Haupttemperatur am linken kleinen Finger, der nicht behandelt wird. Damit ist bewiesen, daß ein Kaltreiz durchaus den ganzen Organismus zu einer Reaktion ver-

28

anlassen kann. Dies unterstreicht den hohen Wert der Hydrotherapie für eine ausgewogene Regulationslage unserer Blutgefäße und unseres Nervensystems.

2. Phytotherapie

Der schier unerschöpfliche Schatz an heilkräftigen Pflanzen erlebt heute ein nie dagewesenes wissenschaftliches Interesse. Mit immer feineren Meßinstrumenten lassen sich immer neue Wirkstoffe entdecken, wobei heute schon eines klar ist: Der Wirkstoffkomplex einer Pflanze ist immer mehr als nur die Summe seiner einzelnen Bestandteile; es muß also in ihrer jeweiligen Kombination auch noch eine besondere Wirksamkeit liegen. Es bedürfte eines eigenen Buches, um die vielfältigen, milden und ohne Nebenwirkungen hilfreichen Heilpflanzen darzustellen. Auf das Kreislaufsystem wirken folgende Pflanzen:

Brennessel hat eine quasi blutreinigende Wirkung, ebenso Holunder und Wacholder.
Mistel senkt den Blutdruck und bremst Arterienverkalkung.
Rosmarin ist kreislaufanregend.
Roßkastanie ist altbewährt bei Venenerkrankungen (Krampfadern).
Weißdorn wirkt leicht blutdrucksenkend, durchblutungsfördernd und ist als natürlicher Herzstärker hoch angesehen.

3. Ernährungstherapie

Die neuzeitliche Ernährungsphysiologie bestätigt immer wieder die einfachen Regeln, die Kneipp für eine gesundheitsgerechte vollwertige Ernährung oder für eine entlastende Krankendiät aufgestellt hat. Ernährungstherapie ist schon deswegen immer Bestandteil einer Kneippkur, weil davon auszugehen ist, daß 80 Prozent aller Krankheiten ernährungsabhängig sind oder zumindest durch Fehl- oder Überernährung negativ beeinflußt wurden.

Kneipptherapie ist zunächst Allgemeintherapie. Das heißt, daß auch eingefahrene, ungesunde Ernährungsgewohnheiten prinzipiell umgestellt werden. Dabei ist heute die Diätetik so kreativ, daß auch Reduktionskost oder gezielte Diät sowohl für das Auge als auch für Gaumen und Magen attraktiv sind.

4. Bewegungstherapie

Auch zu diesem Thema sind schon viele Bücher geschrieben worden! Zunächst sollte man je nach Alter und Konstitution die gesundheitsfördernden − passiven und aktiven − Bewegungsmöglichkeiten (z. B. Sport) mit dem Arzt besprechen.

Körperliche Bewegung allgemein und im engeren Sinne Bewegungstherapie wirken ausgleichend auf das vegetative Nervensystem; insofern sind sie den sog. Beta-Rezeptorenblockern gleichzusetzen (Ventil für die Seele).

Eine normale Belastbarkeit des Herz-Kreislauf-Systems vorausgesetzt, sollte man einmal täglich an die

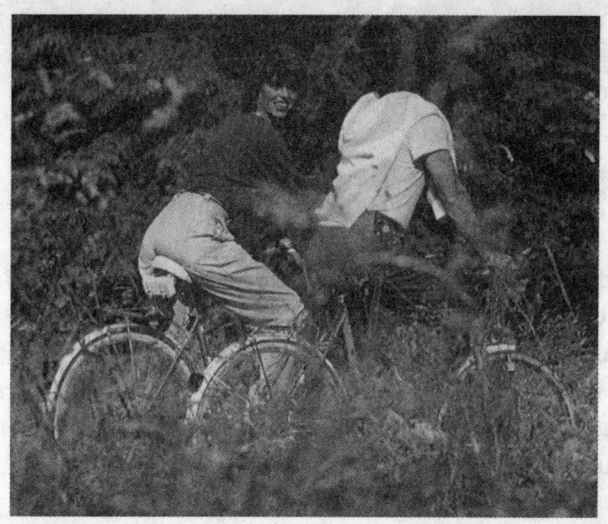

Sebastian Kneipp – nebenbei auch Gründungsmitglied des Wörishofener Radfahrvereins – erkannte schon früh die positiven Auswirkungen von Ausdauersportarten!

Grenze seiner körperlichen Belastbarkeit kommen, also aktiv schwitzen. Dreimal pro Woche sollte man über eine Dauer von wenigstens 10 Minuten einen Großteil der Körpermuskulatur (mindestens ein Sechstel) so kräftig in Schwung bringen, daß die Pulsfrequenz „170 minus Lebensalter" erreicht. Diese Pulsfrequenz entspricht ungefähr dem körperlichen Zustand, wenn die Nasenatmung in Mundatmung übergeht.

Als allgemeine Bewegungstherapie eignen sich besonders Wandern, kräftiges Marschieren, Radfahren, Schwimmen und Skilanglauf. Jogging ist nur anzuraten, wenn man es regelmäßig betreibt, ausreichend federndes Schuhwerk besitzt und wenn die dabei belasteten Gelenke (Fuß, Knie, Hüfte, Wirbelsäule) nicht vorgeschädigt sind.

5. Ordnungstherapie

In der heutigen leistungsorientierten Zeit ist vielen Menschen der biologisch-natürliche Rhythmus zwischen Schlaf und Wachsein, Anspannung und Entspannung, Leistung und Ausruhen verlorengegangen. Dieser naturgegebene Wechsel von Aktivität und Passivität unterliegt der Steuerung durch das vegetative Nervensystem. Aufgrund seiner geistigen Fähigkeiten kann der Mensch jedoch im Gegensatz zum Tier in diese Rhythmen ändernd und gestaltend eingreifen. Dies geschieht im negativen Sinne beispielsweise durch Verlängerung des Tages in die Nacht hinein (künstliches Licht) sowie durch wachhaltende oder schlaf- und beruhigungsfördernde Drogen. Wird eine solche gegen den Biorhythmus gesteuerte Lebensweise länger beibehalten, ist meist ein schädlicher Einfluß unvermeidbar, der sich durch funktionelle Organstörungen bemerkbar macht (Herzrhythmusstörungen, Nervosität, Streß, Angst, Schlaflosigkeit, Depressionen, Leistungsabfall, Muskelverspannung, Kopfschmerz usw.).

Im Rahmen der Kneipptherapie wird durch zunächst kleine und sich dann individuell steigernde Reize das vegetative Nervensystem, das die unbewußten physiologischen Vorgänge regelt, trainiert und stabilisiert; dadurch wird der Körper zu einer positiven Gegenreaktion veranlaßt. Im geistig-seelischen Bereich, in dem die

Steuerung dieser Verhaltensweisen abläuft, verlangt die Kneipptherapie das Setzen von Wertmaßstäben zu einer gesundheitsfördernden Lebensführung. Die neugewonnenen Orientierungspunkte für die eigene Gesundheit sind so gestaltet, daß sie für den Alltag übernommen werden können, also möglichst einfach und voller konkreter positiver Vorschläge.

In der Kneippschen Ordnungstherapie haben aber auch Themen wie Gesundheitsbildung und Psychohygiene einen wichtigen Platz. Durch sie werden die für eine gesunde Lebensführung notwendigen Zusammenhänge zwischen Körper, Geist und Seele wissensmäßig, aber auch motivational und vorbildhaft vermittelt. Als Hilfsmethoden für die Gewinnung neuer innerer Stabilität und Ausgeglichenheit werden im Rahmen der Ordnungstherapie moderne Methoden wie Autogenes Training, westlich orientierte Yoga-Formen oder auch andere Spielarten der Meditation eingesetzt. Das Autogene Training genießt als konzentrative Entspannungsmethode den Vorteil, daß es sich für Gesunde und Kranke gleichermaßen eignet.

Was nun unsere Probleme mit dem zu niedrigen Blutdruck angeht, so kann man mit Fug und Recht sagen, daß die Kneippbehandlung das Mittel der Wahl ist! Beim zu niedrigen Blutdruck sind ja die Symptome, die unangenehmen bis quälenden Erscheinungsformen, weitaus gravierender als das Krankheitsgeschehen an sich, wenn man überhaupt von Krankheit sprechen darf. Um so wichtiger ist es, sich nicht in Abhängigkeit von Medikamenten zu begeben, deren Dosierung dann immer höher geschraubt werden muß, was wiederum die Gefahr der Nebenwirkungen erhöht. Viel sinnvoller und

33

auf Dauer hilfreicher ist es da, die natürlichen Komponenten der Kneipptherapie einzusetzen, vor allem die Wasserheilkraft, die milden pflanzlichen Heilmittel und die Bewegung. Aber auch Ernährung und innere Ordnung spielen beim niedrigen Blutdruck wie insgesamt bei der gesunden Lebensführung eine bedeutsame Rolle.

Hypotonie, was ist das?

Die englische Königin, die wegen des Wetters die Feier zu ihrem Geburtstag vom Winter in die wärmere Jahreszeit verlegt hat, täte mit Rücksicht auf die Gesundheit ihrer Soldaten besser daran, dies zu unterlassen. Weshalb?

Militärische Zeremonielle haben es so an sich, daß die Soldaten entweder stramm marschieren oder in straffer Haltung stundenlang stillstehen müssen. Nur normal bewegen dürfen sie sich nicht. Nun hat man zwar noch selten einen Soldaten aus der marschierenden Kolonne heraus umfallen sehen, um die ganze Welt gehen jedoch jährlich die Bilder, wie einzelne bärenfellbemützte, in dicke Uniformen gewandete Soldaten in strammer Haltung vor der Reihe ihrer Kameraden liegen. Die stramme Haltung selbst im „Umkippen" und Liegen gilt im allgemeinen als Ausdruck einer besonderen militärischen Disziplin, in gesundheitlicher Hinsicht würden wir sie jedoch als ausgesprochene Dummheit bezeichnen. Die ansonsten sicherlich gesunden jungen Männer fallen nämlich um, weil sie beim stundenlangen, regungslosen Stehen in praller Sonne einen Blutdruckabfall erleiden, der die Gehirndurchblutung so reduziert, daß eine Ohnmacht auftritt. Wieso es dazu kommt, weshalb das auch mit der Jahreszeit zusammenhängt und was das mit einem niedrigen Blutdruck zu tun hat, werden wir im Laufe der nächsten Kapitel dieses Buches lernen.

Definition des niedrigen Blutdrucks

Hypotonie bedeutet niedriger Blutdruck, möglicherweise zu niedriger Blutdruck. Wir sprechen auch von hypotonen Regulationsstörungen, was darauf hindeutet, daß oft nicht die Erkrankung eines Organs oder eines Organsystems die Ursache ist, sondern eine Fehlregulation.

Ein zu niedriger Blutdruck ist — um vorwegzunehmen, was später noch ausführlicher besprochen wird — ein eher lästiges als gefährliches Leiden. Außerdem können die Symptome sehr uncharakteristisch sein.

Ein Patient, der mit solchen Symptomen zum ersten Mal zum Arzt kommt, sagt in der Regel auch nicht: ,,Ich habe einen zu niedrigen Blutdruck", sondern er sagt häufig: ,,Ich habe Kreislaufstörungen."

Das sagt er so, wie ein anderer von ,,Rheuma" spricht oder wieder ein anderer sagt, er habe es ,,an der Bandscheibe". Alle diese umgangssprachlich oft benutzten Begriffe haben eines gemeinsam: Sie bezeichnen keine Krankheiten, nicht einmal als Symptomschilderung sind sie brauchbar.

Nehmen wir als Beispiel das Wort ,,Rheuma". Darunter fallen Muskelverspannungen ebenso wie Abnutzungserscheinungen der Gelenke, entzündliche Erkrankungen der Muskulatur und der Gelenke ebenso wie Wirbelsäulenbeschwerden oder die Gicht, die bei einem zu hohen Harnsäurespiegel im Blut auftritt.

Ähnlich verhält es sich mit den Kreislaufstörungen. Kein Arzt kann aufgrund dieser ,,Diagnose" eine Therapie durchführen. Beide Begriffe, ,,Rheuma" und ,,Kreislaufstörungen", sind wie ein großer Sack, in den man vieles hineinsteckt und doch nicht sieht, was drinnen ist.

Wir müssen also den Begriffen Kreislaufstörung bzw. Kreislaufregulationsstörung oder auch hypotone Dysregulation näher zu Leibe rücken. Wir wollen zwar im Verlauf dieses Buches lernen, daß die Behandlung derartiger Störungen möglich ist und daß dies am besten mit den Methoden der Behandlungsweise nach Sebastian Kneipp geschieht, aber um dies einzusehen, bedarf es doch einiger Kenntnisse des Herz-Kreislauf-Systems und des Blutdrucks und Blutdruckverhaltens ganz allgemein.

Wir müssen dabei so ähnlich vorgehen wie ein Arzt, wenn er eine Diagnose stellt. Dies tut er, indem er aus den von seinem Patienten geschilderten Beschwerden unter Zuhilfenahme angemessener Untersuchungsmethoden auf die Ursache schließt, welche die Symptome der Störung hervorruft. Es ist natürlich selbstverständlich, daß er dies auf der Grundlage der bestmöglichen Kenntnisse des Baus und der Funktion des menschlichen Körpers tut.

Der Blutkreislauf

Bevor wir also vom (zu) niedrigen Blutdruck sprechen, müssen wir uns im klaren sein, was denn überhaupt der Blutdruck ist. Wodurch entsteht er? Wo entsteht er? Welchen Sinn hat er? Dabei setzen wir nur eins als allgemein bekannt voraus: Der Blutdruck ist ein Phänomen des Herz-Kreislauf-Systems.

Unter Blutkreislauf verstehen wir beim Menschen (wie auch bei allen höheren Tieren) die Strömung des Blutes, die innerhalb der geschlossenen Gefäßbahnen durch die Triebkraft des Herzens unterhalten wird. Dabei muß die Blutströmung einen gewissen Druck (Blutdruck) aufweisen, um allen Körperzellen Sauerstoff und Nährstoffe zuführen zu können und auch auf dem Rückweg Kohlendioxid sowie andere Stoffwechselprodukte fortzuschaffen. Zudem hat der Blutkreislauf beim Menschen, wie überhaupt bei Warmblütern, die Aufgabe, die Körpertemperatur konstant zu halten.

Blutkreislauf, Blutströmung und Blutdruck

Damit ist zwar zunächst nur das Allernötigste definiert. Doch eines wird schon jetzt deutlich: Der Blutkreislauf, die Blutströmung und der Blutdruck sind kein Selbstzweck, sie sind zwar notwendig zum Leben, aber nicht das ,,Leben'' selbst. Und dies gilt auch für die Organe des Blutkreislaufes, das Herz, die Blutgefäße und das Blut.

Das Herz-Kreislauf-System ist eine Infrastruktureinrichtung unseres Körpers. Man könnte es vielleicht mit dem Wasserleitungssystem einer Stadt oder mit dem Verkehrssystem eines Staates vergleichen.

So wie das Wasserleitungssystem die Einwohner einer Stadt mit dem lebensnotwendigen Naß versorgt oder das Verkehrssystem eines Staates Handel und Wandel gewährleistet, so sorgt erst der Blutkreislauf für die Lebensfähigkeit eines jeden einzelnen Bestandteiles unseres Körpers. Denn mit ganz wenigen Ausnahmen sind nur durchblutete Gewebe lebensfähig. Zu diesen Ausnahmen gehören die alleroberste Hautschicht, die Hautanhangsgebilde sowie die Hornhaut, die Linse und der Glaskörper des Auges.

Das Herz, mehr als eine Pumpe

Das Herz ist die Pumpe, die Blutgefäße sind die Leitbahn, und das Blut und seine Bestandteile sind die Transportvehikel.

Ist das Herz „nur" eine Pumpe? Galt nicht in früheren Zeiten das Herz als Sitz von Freude und Leid, Liebe, Hoffnung und Sehnsucht, des Mutes, ja sogar als Hort der Seele?

Tatsächlich, das Herz ist nur eine Pumpe, aber es dürfte uns schwerfallen, eine vom Menschen konstruierte Maschine, eine Pumpe, zu finden, die 60 bis 70, manchmal sogar 100 Jahre und mehr ohne Generalüberholung, ohne Austausch von Teilen, ununterbrochen bei Tag und bei Nacht, bei Regen und Schnee, bei Hitze und Kälte arbeitet.

Dabei funktionieren Herz und Kreislauf automatisch, und wenn es sein muß, ohne jede Steuerung.

Im allgemeinen steht aber alles unter dem Einfluß des Nervensystems, gesteuert durch das Gehirn, dem Sitz des Verstandes, aber auch der Emotionen und Affekte. Deshalb können wir weiterhin durchaus zu Recht davon sprechen, daß uns „vor Schreck das Herz stehenbleibt" oder „Trauer einem das Herz bricht", daß jemand vor Schreck „leichenblaß" oder „rot vor Zorn" wird oder aber daß uns „das Herz vor Freude im Leibe hüpft".

Immer noch zu Recht weisen uns diese Redensarten auf den Zusammenhang zwischen geistig-seelischer Befindlichkeit und der Tätigkeit innerer Organe, also hier des Herz-Kreislauf-Systems, hin. Dieser ergibt sich aus der steuernden Zusammenarbeit von Gehirn-, Nervensystem und Organen. Daß Störungen dieser Funktionseinheiten, z. B. durch die Beeinträchtigung der seelischen Befindlichkeit, Regulationsstörungen, also Beschwerden, und sogar organische Veränderungen, d. h. Erkrankungen, hervorrufen können, hat bemerkenswerterweise als einer der ersten Sebastian Kneipp erkannt, lange bevor etwa von „psychosomatischer Medizin" die Rede war.

Von solchen Zusammenhängen wird noch zu sprechen sein.

Der Blutdruck

Kehren wir zu den Bestandteilen des Kreislaufsystems zurück: Herz, Blutgefäße und Blut. Als Kernfunktion fehlt uns jetzt noch die Blutströmung und der dadurch hervorgerufene Blutdruck, ohne die das Ganze sinnlos wäre, so sinnlos wie der sogenannte „ruhende Verkehr" in unseren Städten. Das Blut kann seine Aufgabe nicht erfüllen, wenn es stillsteht. Stillstand der Blutsäule bedeutet Untergang, Tod des Gewebes. Daß es sich ganz ähnlich mit dem ruhenden Verkehr in unseren Städten verhält, dämmert inzwischen sogar schon den Verkehrsexperten.

Blutströmung entsteht, wir wissen es längst, durch die Triebkraft des Herzens, und sie verläuft in den Blutgefäßen, in einem geschlossenen System. Geschlossenes System bedeutet, daß all die Flüssigkeit, die das Herz in die eine Richtung verläßt, irgendwann aus der anderen Richtung, wenn auch auf unterschiedlichen Wegen, wieder zum Herz zurückkommen muß. Und zwar in genau der gleichen Menge.

Das einfachste Modell für unser Kreislaufsystem wäre also eine Ringleitung, in der durch eine eingebaute Pumpe Flüssigkeit in Bewegung versetzt wird (siehe Abbildung auf Seite 43).

Wenn die Pumpe in Funktion tritt, preßt sie die Flüssigkeit mit einer bestimmten Geschwindigkeit in diese Richtung. Die Flüssigkeit möchte sich am liebsten in alle Richtungen beliebig ausbreiten, wird jedoch durch die Röhre auf einen bestimmten Weg gezwungen. Das heißt: Die Röhre übt gegenüber der Flüssigkeit einen Widerstand aus oder, umgekehrt, die Flüssigkeit, die sich nicht

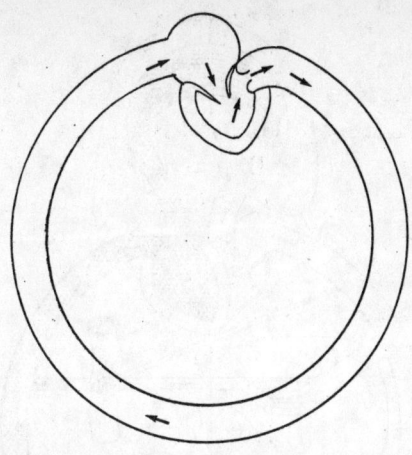

*Das Modell der Ringleitung aus Pumpe und Röhre ist
das einfachste Modell für unser Kreislaufsystem.*

beliebig ausbreiten kann, übt auf die Wände der Röhre
einen Druck aus. Der Druck ist um so höher, je größer
die Pumpleistung, also die Fließgeschwindigkeit, ist, und
umgekehrt. Solange die Pumpe (nach der Art einer Krei-
selpumpe) stetig und konstant die gleiche Flüssigkeits-
menge herauspumpt, ist der Druck immer gleich.

Der Bau des Blutkreislaufsystems

Ebenso wie in unserem Modell besteht das Herz-
Kreislauf-System des Menschen aus einer Pumpe (dem
Herzen), durch die eine Flüssigkeit (Blut) in ein aller-
dings netzartig verzweigtes Röhrensystem (Schlagadern)

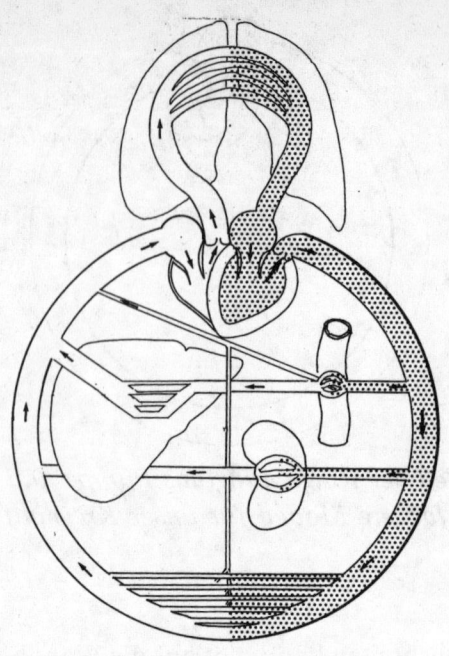

Dieses Kreislaufmodell kommt der Realität schon näher: Das Blut fließt durch ein netzartig verzweigtes Röhrensystem.

geschickt wird. Es ist also ein geschlossenes System mit einem zentralen Herzen.

Das muskulöse Hohlorgan des Herzens besteht aus Vorkammer und Kammer und wirft bei jeder rhythmischen, automatisch erfolgenden Zusammenziehung (Kontraktion oder Systole) eine bestimmte Blutmenge (Schlagvolumen) in die Hauptschlagader (Aorta) aus. Aus der Aorta wird das Blut durch die Schlagadern (Arterien) zu den Organen geleitet. Dabei fächert sich das Arteriensystem vor und/oder in den Organen baumkronenähnlich auf. In den Organen spalten sich die allerkleinsten Arterien (Arteriolen) in haardünne Gefäße (Kapillaren) auf, die die Zellen umspinnen. Diese sammeln sich zunächst wieder zu allerkleinsten Gefäßen (Venolen), die schließlich baumwurzelartig zu größeren Blutadern (Venen) zusammengeführt werden, durch die das Blut wieder, zuletzt durch die Hohlvenen, zum Herzen zurückfließen kann.

Die Hohlvenen enden allerdings nicht in der Herzkammer, von der der Blutstrom seinen Ausgang genommen hat. Vielmehr ist in den Gesamtkreislauf der Atmungsapparat (die Lunge) eingeschaltet, in den das von den Venen kommende Blut durch eine eigene Pumpe, über eine eigene Lungenschlagader, hineingepumpt wird. Hier wird das Blut mit Sauerstoff angereichert und fließt über die Lungenvenen zum linken Herzen zurück, von wo es wieder auf seinen oben geschilderten Weg geschickt wird (siehe Abbildung auf Seite 44).

Die Herzklappen zwischen Vorhof und Herzkammer sowie zwischen Herzkammer und Arterie bestimmen ventilartig die Strömungsrichtung des Blutes. Sie arbeiten wie Rückschlagventile. Wir haben es also beim Menschen mit einem kleinen oder Lungenkreislauf zu tun, der vom rechten Herzen über die Lungenschlagader gespeist wird und das in der Lunge mit Sauerstoff angereicherte Blut über die Lungenvenen an den linken Vorhof zurückgibt, und mit einem großen oder Körperkreislauf, der von der muskelstärkeren linken Herzkammer über Hauptschlagader und Körperarterien mit arteriellem (sauerstoffreichem) Blut versorgt wird, das dann aus den Organen als venöses (sauerstoffarmes) Blut über die Venen und Hohlvenen zum rechten Herzen zurückkehrt.

Die Funktion des Blutkreislaufes

Die Strömung des Blutes und der Blutdruck werden also durch das Herz verursacht. Die Muskulatur der Blutgefäße selbst dient keiner aktiven Kreislaufarbeit, sondern „nur" zur Regulierung der Widerstände (wichtig für die Aufrechterhaltung eines normalen Blutdrucks) und der Verteilung des Blutes entsprechend den aktuellen Anforderungen.

Das Herz arbeitet nach der Art einer Druck-Saug-Pumpe. Während sich die Kammern zusammenziehen (Systole) und das Blut in die Aorta und die Lungenschlagader pressen, erschlaffen und erweitern sich die Vorhöfe und saugen Blut aus den Venen an. Die folgende Kontraktion der Vorhöfe ist für die Füllung der Herzkammern während der gleichzeitigen Erschlaffungsphase (Diastole) derselben nicht besonders wichtig. Die Herzvorhöfe sind an der eigentlichen Herzarbeit nur unwesentlich beteiligt.

Die bei einer Systole von den Kammern geförderte Blutmenge (Schlagvolumen) schwankt sehr stark. Sie liegt etwa zwischen 50 ml in Ruhe und bis zu 200 ml bei schwerster Arbeit. Das so pro Minute ausgeworfene Blutvolumen (Minutenvolumen) liegt zwischen drei bis vier Litern unter Ruhebedingungen und 15 bis 30 Litern bei starker Muskelarbeit.

Die Schlagzahl des Herzens (Frequenz) ist zwar durch eine Automatik gewährleistet, wird aber durch die Herznerven unter Mitwirkung des Zentralnervensystems stark beeinflußt. Diese Nerven, die auch an der Steuerung anderer Organe beteiligt sind, gehören zum sogenannten vegetativen oder autonomen Nervensystem,

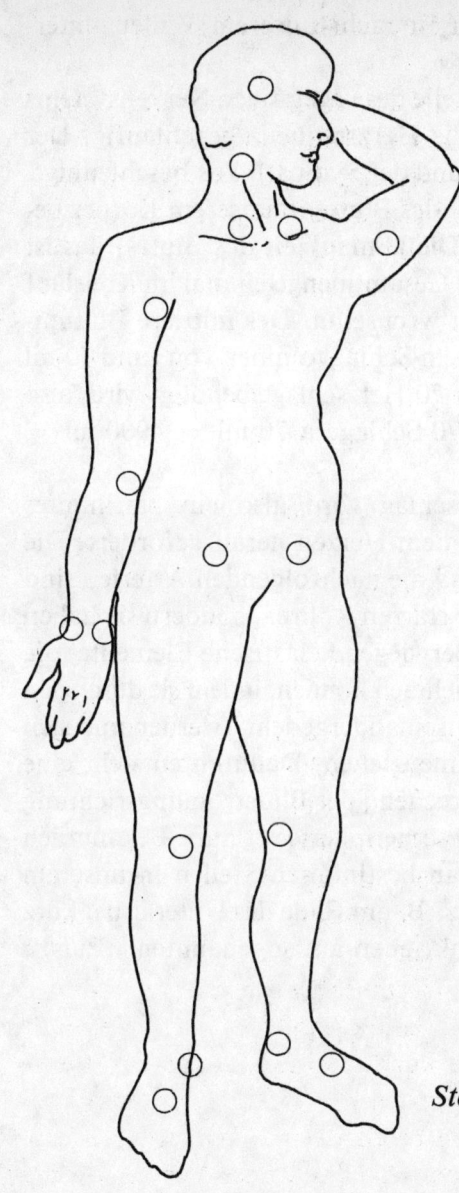

*An den mit einem
Kreis markierten
Stellen kann man die
Schlagadern
gut tasten.*

47

d. h. ihre Funktion ist nicht unserem Willen unterworfen.

Die zwei Bestandteile des vegetativen Nervensystems beeinflussen z. B. die Herzfrequenz gegenläufig. Der Vagusnerv bremst, und der Sympathikus beschleunigt.

Die Gesamtmenge des Blutes in unserem Körper beträgt etwa 5 Liter. Die Umlaufzeit des Blutes, das ist die Zeit, in der diese Gesamtmenge einmal im Kreislauf rundgelaufen ist, ist wechselnd. Der mittlere Blutumlauf benötigt bei einem Schlagvolumen von rund 70 ml etwa die Zeit, die für 70 Herzschläge benötigt wird, also etwa eine Minute (70 Schläge à 70 ml = 4900 ml = rund 5 Liter).

Mit jedem Herzschlag wird also ein bestimmtes Schlagvolumen aus dem Herzen herausgefördert. Die Hauptschlagader und die nachfolgenden Arterien sind nun allerdings keine starren Röhren, sondern sie haben in ihren Wänden überwiegend elastische Elemente, die dieses Volumen aufnehmen können, indem sie durch den Blutschwall leicht auseinandergedehnt werden und sich dann wieder zusammenziehen. Dadurch entsteht eine Pulswelle, die entsprechend der Blutströmungsrichtung vom Herzen zur Körperperipherie verläuft. Bekanntlich ist diese Pulswelle an bestimmten Stellen in unserem Körper gut tastbar, z. B. am Ende des Unterarms, kurz vor dem Handgelenk, eben am sogenannten ,,Puls".

Wie entsteht der Blutdruck?

Die elastischen Eigenschaften der großen Körperschlagadern sind es, die verhindern, daß in der Erschlaffungsphase der Herzkammer der Blutstrom und auch damit der Blutdruck auf Null zurückgehen. Vielmehr wird durch die elastische Verformung der Schlagadern der Bluttransport auch in dieser Phase gesichert und damit ein Druck (diastolischer Druck) aufrechterhalten, der naturgemäß niedriger ist als der systolische Druck während der Kontraktionsphase des Herzens. Mit dem oberen und dem unteren Druckwert wird also der Blutdruck gekennzeichnet, der während der Kontraktionsphase bzw. während der Erschlaffungsphase des Herzens im Arteriensystem herrscht.

Die elastischen Elemente der großen Körperschlagadern, die wie ein Windkessel die Blutströmung in der Diastole sichern, dämpfen den systolischen Blutdruck durch ihre Nachgiebigkeit insgesamt etwas ab.

Nach dem bisher Gesagten und dem einfachstmöglichen Kreislaufmodell der Ringleitung könnte man annehmen, daß der Blutdruck demnach allein durch das Schlagvolumen der Herzkammer und die elastischen Eigenschaften der Arterienwände bestimmt ist.

Außerdem müßten in dem System natürlich der Blutdruck wie auch die Blutströmungsgeschwindigkeit an jeder Stelle gleich sein.

In Wirklichkeit ist das Herz-Kreislauf-System eines Menschen natürlich, wie schon beschrieben, viel komplizierter aufgebaut.

Es gehört zu den Besonderheiten der Arterien, daß die anfangs in den großen Körperschlagadern dominierenden elastischen Wandbestandteile mehr und mehr durch Muskelanteile ersetzt werden, welche die Arterien in ihrem Querschnitt verändern können. Dieser sehr sinnvolle Mechanismus dient dazu, das Blut stets an den Ort mit dem höchsten Bedarf zu leiten.

So kann sich z. B. die Durchblutung der Herzmuskulatur während starker Anstrengungen um das Vierfache erhöhen. Ähnliches gilt auch während der Verdauung für die Magen-Darm-Organe, während bei körperlicher Betätigung, z. B. beim Laufen, die Durchblutung der Beinmuskulatur zunimmt.

Die Zirkulation in den Organen ist also nicht konstant, sondern dem jeweiligen Bedarf angepaßt.

Diese Fähigkeit zur Steuerung der Durchblutung zum jeweils besonders beanspruchten Organ dient der Funktion dieses Organs und schützt alle anderen Organe vor Schaden. Diesen nutzt nämlich im ruhigen Zustand eine Mehrdurchblutung überhaupt nichts. Im Gegenteil, da eine allgemeine Durchblutungssteigerung nur bei einem erhöhten Blutdruck zu bewerkstelligen wäre, würde sie sogar schädlich sein.

Von besonderer Bedeutung sind die Muskeln insbesondere in der Wand der allerkleinsten Arterien, der Arteriolen. Auch deren Querschnitt wird vom Aktivitätszustand der Muskelfasern bestimmt. Bei Erschlaffung sind die Arteriolen weit gestellt, bei Anspannung der Muskeln sehr eng. Die Kaliberschwankungen dieser Gefäße bestimmen also infolgedessen darüber, wieviel Blut den arteriellen Teil des Kreislaufes verlassen kann. Sie steuern, wie wir sagen, den peripheren Widerstand. Um dies zu verstehen, müssen wir uns noch einmal ein Modell ausdenken.

Wenn wir den Kolben einer Fahrradpumpe bewegen, entsteht im Pumpenrohr ein bestimmter Druck, und die Luft verläßt den unteren Auslaß mit einer bestimmten Geschwindigkeit. Blockieren wir die Öffnung der Fahrradpumpe zur Hälfte mit dem Daumen und bewegen den Kolben trotzdem mit der gleichen Geschwindigkeit, muß der Druck im Fahrradpumpenrohr größer werden, wenn die entweichende Luftmenge pro Zeiteinheit die gleiche sein soll.

Verschließen wir die untere Öffnung der Fahrradpumpe komplett, kann der Pumpenkolben nur so weit bewegt werden, wie die Luft komprimierbar ist. Der Druck im Zylinder der Fahrradpumpe wird dabei sehr stark ansteigen und unter Umständen sogar zum Zerplatzen des Rohres führen.

So ähnlich funktioniert am Ende des Arteriensystems die Widerstandsänderung in den Arteriolen. Sind sie sehr weit gestellt, wird das Herz ohne hohen Druck eine große Blutmenge durch das Arteriolennetz hindurchpumpen können. Sind sie aber sehr eng gestellt, wird zur Aufrechterhaltung der gleichen Durchblutungsmenge ein sehr viel höherer Druck erforderlich sein. Der Gesamtquerschnitt der peripheren Widerstandsgefäße (Arteriolen) bestimmt also ganz wesentlich die Höhe des Blutdrucks mit.

Zusammenfassung

Fassen wir das bisher Gesagte nochmals zusammen, dann werden Sie sich erinnern, daß nunmehr drei Faktoren beschrieben wurden, die über die Höhe des Blutdrucks mitbestimmen. Diese Faktoren sind das Schlagvolumen, die elastischen Wandeigenschaften der großen Arterien sowie der über Muskelkontraktion gesteuerte Gesamtwiderstand des peripheren Gefäßsystems, der Arteriolen.

Ebenso klar geht aus dem bisher Beschriebenen hervor, daß ein normaler oder konstanter Druck nur so lange aufrechterhalten werden kann, wie das geschlossene System kein Leck aufweist, da normale Druckverhältnisse auf Dauer natürlich an eine konstante Blutmenge gebunden sind. Dementsprechend kommt es bekanntlich ja auch zum Blutdruckabfall, wenn durch eine Verletzung ein größerer Blutverlust auftritt. Von diesem Fall, der naturgemäß im Rahmen der Kneipptherapie keine Rolle spielt, abgesehen, werden wir aber ler-

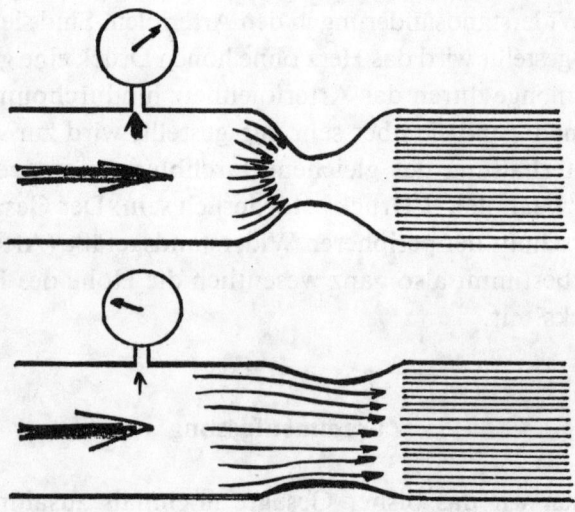

Der sogenannte periphere Widerstand wird durch die Muskeln der Arteriolenwände gesteuert.

nen, daß auch bei einem „dichten" geschlossenen System so viel Blut in einzelnen Anteilen des Gefäßsystems verschwinden kann, daß zu wenig Blut für die Pumparbeit und damit für die Aufrechterhaltung eines normalen Blutdrucks zur Verfügung steht.

Um dies zu verstehen, müssen wir uns aber noch eingehender mit dem Bau und der Funktion der Venen, dem Niederdrucksystem unseres Körpers, befassen.

Die Venen

Nach dem Passieren des Kapillarnetzes sammelt sich das „verbrauchte", sauerstoffarme und schlackenreiche Blut in den Venen, durch die es, wie wir sahen, wieder zum rechten Herzen zurückgeleitet wird.

Die Venen bieten in mancherlei Hinsicht Beispiele für den überraschenden Einfallsreichtum der Schöpfung. Es war schon davon die Rede, daß der Bedarf an Blut nicht in allen Organen zu jeder Zeit gleich groß ist. Das gilt, wie am Beispiel des sehr variablen Herzminutenvolumens geschildert wurde, auch für den gesamten Organismus. Dabei kann ein Mehrbedarf an Blut beim plötzlichen Übergang von der Ruhe zur Belastung schlagartig auftreten. Wäre dieser akute Mehrbedarf an Blut nur über eine Beschleunigung des Blutflusses zu befriedigen, müßte der Blutdruck dabei in unermeßliche Höhen ansteigen.

Die Funktion der Venen

Wie hilft sich die Natur? Ganz einfach, indem sie sich während der Ruhephasen einen Vorrat für den Bedarfsfall anlegt. Dieser Vorrat an Blut befindet sich in den Venen. Das Fassungsvermögen in den Venen ist um einiges höher als das in den Arterien, es beträgt nämlich 50 % gegenüber 15 %. Wenn wir im folgenden Vergleich die Kapillaren aus Vereinfachungsgründen ein-

54

mal weglassen, ergießt sich das Blut durch die Arterien wie durch einen Sturzbach in die Venen, die wie ein Stausee funktionieren.

Damit ein gefüllter Stausee nicht überläuft, fließt aus ihm ständig die gleiche Wassermenge hinaus wie hinein. Auch in einem Stausee herrscht ein ständiger Fluß, wenn auch aufgrund seiner Größe und seines Fassungsvermögens ein viel langsamerer als in den zuführenden Wasserfällen. Wenn im Bedarfsfall das Elektrizitätswerk (Herz) am Fuß der Staumauer seine Stromproduktion (Minutenvolumen) vorübergehend erhöhen muß, läßt man einfach mehr Wasser (Blut) aus dem Stausee herausfließen.

Genauso funktionieren die Venenspeicher. Während einer Ruhepause des Körpers sind sie weit gestellt, nehmen viel Blut auf, welches nur langsam durch sie hindurchfließt. Steigt nun der Blutbedarf infolge einer körperlichen Arbeit, zur Verdauung oder infolge einer starken seelischen Belastung schnell an, ziehen sich die Muskelwände der Venen zusammen, ihr Fassungsvermögen wird kleiner, die Blutstromgeschwindigkeit in ihnen steigt an, mit dem Ergebnis, daß dem Gesamtorganismus schnell mehr Blut zur Verfügung steht.

Entscheidend für diese Funktion sind die muskulären Elemente in der Venenwand. Während in der Wand der Arterien teilweise elastische, teilweise muskuläre Elemente überwiegen, sind die Venen durchgehend muskulär aufgebaut. Allerdings sind die Venenwände weniger kräftig.

Die Wände der Arterien sind in allen Abschnitten des Gefäßsystems so stabil, daß die Gefäße auch ohne Blutdruck ihre Kreisform bewahren. Demgegenüber können die Venen in Abhängigkeit von ihrer Füllung vollständig zusammenfallen. Sie verhalten sich wie ein Feuerwehrschlauch, in dem nur wenig Wasser mit nur wenig Druck fließt.

Zur Verhinderung einer „unendlichen" Ausdehnung der relativ schwachen Venenwand, z. B. bei einer Änderung der Körperlage vom Liegen zum Stehen, sind die in ihr enthaltenen, vom Sympathikus des vegetativen Nervensystems gesteuerten Muskeln aber ausreichend. Wären die Muskeln der Venenwände komplett gelähmt, betrüge das Fassungsvermögen der Blutadern theoretisch bis zu 15 Litern. In Wirklichkeit speichert das Venensystem im Schnitt jedoch nur etwa die Hälfte der gesamten Blutmenge von etwa 5 Litern. Immerhin führt die Einnahme einer aufrechten Körperhaltung dazu, daß der Venendruck um etwa das Fünffache ansteigt und daß zwischen 200 und 800 ml Blut in einem Bein „verschwinden" können.

Die Temperaturregulation

Bemerkenswert ist auch der Beitrag der Venen zur Konstanterhaltung unserer Körpertemperatur. Wir wollen vor allem deshalb darauf eingehen, weil es uns später den Einstieg in die Hydrotherapie (Wasserbehandlung) von Blutdruckleiden erleichtert.

Eine ähnlich variable Durchblutung wie das Venensystem allgemein haben die schier unendlichen Venennetze, die dicht unter unserer Hautoberfläche verlaufen. Droht etwa durch eine starke Erhöhung der Außentemperatur die Körpertemperatur anzusteigen, wird diesen Venengeflechten durch Erschlaffung ihrer Muskulatur mehr Blut zugeführt, welches so seine Wärme an die Umgebung, also an die Luft, abgeben kann. Ein übriges tut dann erforderlichenfalls die durch die gleichzeitig erhöhte Schweißsekretion erzeugte Verdunstungskälte.

Ist im anderen Falle eine Senkung der Körperkerntemperatur bei Kälteeinwirkung zu erwarten, wird die Durchblutung dieser Venennetze auf ein Minimum reduziert oder ganz eingestellt. So geht keine unnötige Wärme verloren. Auch im Falle einer extremen Abkühlung versucht der Körper durch starke Einschränkung der Durchblutung des Körperäußeren die Wärme des Körperkernes und damit der lebenswichtigen Organe zu erhalten. Gleichzeitig wird durch unwillkürlich einsetzendes Muskelzittern die Wärmeproduktion erhöht.

Das Hoch-Niederdruck-System

Wenn wir für das Gesamtsystem unserer Blutleiter nochmals einen ganz einfachen Vergleich wählen, dann fließt das Blut über die Wasserfälle der Arterien, durch das Sieb der Kapillaren in den Stausee der Venen.

Wir erkennen daran, daß abweichend von unserem Kreislaufmodell auf Seite 43 weder die Blutströmungsgeschwindigkeit noch der Blutdruck an allen Stellen unseres Kreislaufs gleich hoch sein kann. Blutströmung und Blutdruck betragen beim liegenden Menschen in den Arterien etwa 50 bis 70 cm pro Sekunde bzw. im Mittel 100 bis 110 mm Hg (entspricht der Maßeinheit beim Blutdruckmessen). Sie sind am geringsten in den Kapillaren mit ca. 0,3 bis 0,5 mm pro Sekunde bzw. 1 bis 2 mm Hg, um dann in den Venen wieder auf 5 bis 15 cm pro Sekunde bzw. etwa 20 mm Hg anzusteigen.

Dieses unterschiedliche Druckverhalten in den verschiedenen Kreislaufabschnitten rechtfertigt die Unterteilung in ein Hochdruck- bzw. Niederdrucksystem.

Krampfadern

Für eine mögliche Fehlregulation des Blutdrucks im Sinne einer Hypotonie sind außer den bereits genannten noch einige weitere anatomische Abweichungen der Venen gegenüber den Arterien erwähnenswert. Um den Rücktransport des Blutes auch „bergauf" zum Herzen zu erleichtern, sind die Venen mittels Venenklappen (Rückschlagventile) in Segmente von etwa 10 bis 20 cm Länge unterteilt. Die Anordnung dieser Klappen ist so, daß das Blut nur vom Fuß in Richtung Herz fließen kann.

Von praktischer Bedeutung ist auch die bereits geschilderte Schwäche der Venenwand. Da der Druck in den Beinvenen in aufrechter Körperposition stark ansteigt, ist die Venenwand jahre- und jahrzehntelang einer enormen Beanspruchung ausgesetzt. Bei entsprechend veranlagten Personen halten die Venenwände dieser Belastung schließlich nicht mehr stand und „latschen aus". Dabei geben nicht nur die elastischen Elemente der Venenwand nach, sondern auch die Muskulatur degeneriert mehr oder weniger. Die Venen vergrößern sich sowohl in Quer- als auch in Längsrichtung, sie werden weiter und länger, aus ihnen entstehen schließlich dicke und stark geschlängelte Krampfadern.

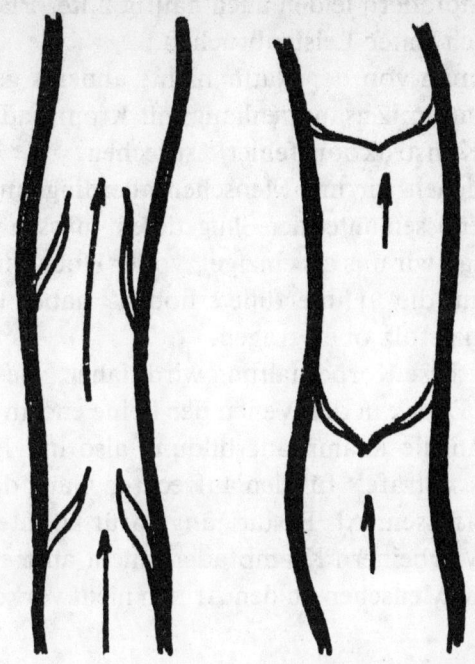

Dank der Venenklappen kann das venöse Blut nur in eine Richtung, nämlich zum Herzen, fließen.

Die Venenwände können dabei so weit auseinanderrücken, daß die Venenklappen nicht mehr schließen und undicht werden. Dies trägt zur weiteren Druckverstärkung nach unten bei.

Von der Krampfaderbildung können sowohl die tiefen als auch die oberflächlichen Venen betroffen sein. Eine Voraussetzung zur Venenwandschwäche ist die Veranlagung zur Bindegewebsschwäche. Sie ist nicht nur allein auf die Venen beschränkt. Menschen mit massiven Krampfadern leiden auch häufig unter Plattfüßen sowie auch unter Leistenbrüchen.

Wäre man von der Natur nichts anderes gewöhnt, würde man im Zusammenhang mit Krampfadern von einem ,,Konstruktionsfehler'' sprechen.

Vergleichen wir uns Menschen allerdings mit unseren Artgenossen unter den Säugetieren, müssen wir feststellen, daß wir uns als einzige ,,voller Hochmut'' vollständig auf die ,,Hinterfüße erhoben'' haben und den Kopf ganz stolz oben tragen.

Durch diese Körperhaltung wird daher, wie geschildert, der Druck in den Venen der Beine enorm erhöht. Man kann die Krampfaderbildung also mit Fug und Recht als ,,Strafe'' für den aufrechten Gang des Menschen auffassen. Als Bestätigung dafür könnte gelten, daß bei Vierbeinern Krampfadern nicht auftreten und auch beim Menschen an den Armen nicht vorkommen.

Primäre Krampfadern

Krampfadern, die einzig und allein auf einer Venenwandschwäche beruhen, bezeichnen wir als primäre Varizen.

Primäre Krampfadern treten, da sie anlagebedingt sind, familiär gehäuft auf. Die zugrundeliegende angeborene Bindegewebsschwäche kann schon früh, bei Heranwachsenden, von kaum sichtbaren, minimalen Veränderungen über die Erweiterung einzelner Venenabschnitte zum Vollbild der Krampfaderbildung führen. Unbehandelt ergibt sich aus den beginnenden Veränderungen stets ein konsequenter Verlauf bis zum vollen Beschwerdenbild von Krampfadern.

Die allmähliche Entwicklung einer Krampfadererkrankung wird durch eine überwiegend stehende und sitzende Tätigkeit, Arbeit in überhitzten Räumen – auch Fußbodenheizung wäre hier zu nennen* – sowie das Tragen ungeeigneten Schuhwerks beschleunigt. Neben der angeborenen Komponente spielen also durchaus, entsprechend unseren heutigen Lebens- und Arbeitsgewohnheiten, zivilisatorische Einflüsse eine Rolle; sie führen dazu, daß Venenerkrankungen sehr häufig sind.

Der Zusammenhang mit der Hypotonie

Krampfadern sind ein eigenständiges Krankheitsbild. Sie stehen allerdings insofern im Zusammenhang mit dem hier besprochenen Thema der Hypotonie, als das ohnehin sehr hohe Fassungsvermögen des speicherartigen Beinvenensystems durch Krampfadern noch deutlich erhöht werden kann. Insbesondere dann, wenn die Muskelschicht der Krampfaderwände degeneriert, kann das Muskelspiel mit Verringerung des Speichervermögens unter Einfluß des Sympathikus nicht mehr einwandfrei funktionieren. Wenn dann zusätzlich durch Auseinanderklaffen der Venenwände die ventilartigen Klappenapparate versagen, können große Blutmengen in den Beinen „verschwinden"; sie sind damit der normalen Blutzirkulation entzogen. In der Folge muß es zwangsläufig zu einer Reduktion des Schlagvolumens kommen, was wiederum zur Entwicklung eines erniedrigten Blutdrucks beiträgt.

Die Beziehungen zwischen Venen, Krampfadern und niedrigem Blutdruck sind so eindeutig, daß eine Hypotonie manchmal als Frühsymptom einer äußerlich noch nicht sichtbaren Krampfadererkrankung gelten kann.

Alle Maßnahmen, die also dem Entstehen oder dem Fortschreiten einer Krampfaderbildung entgegenwirken können, sind auch für die Stabilisierung des erniedrigten Blutdrucks sinnvoll. Daß dies mit den Behandlungsmethoden von Sebastian Kneipp besonders wirkungsvoll geschehen kann, ist in der Literatur vielfach und ausführlich dargestellt. Bei der Schilderung der naturheilkundlichen Behandlung eines erniedrigten Blutdrucks werden wir auf alle diese Methoden zurückkommen können.

Die Regulation des Blutdrucks

Zur Erinnerung: Bisher wurden drei Faktoren beschrieben, die unter der Voraussetzung, daß eine ausreichende Blutmenge zur Verfügung steht, über die Höhe des Blutdrucks mitbestimmen. Die elastischen Wandeigenschaften des Windkessels können wir außer acht lassen, da diese bei der Entstehung des niederen Blutdrucks keine Rolle spielen. Entscheidend für den niederen Blutdruck sind das Schlagvolumen und der über Muskelkontraktion gesteuerte periphere Gesamtwiderstand des peripheren Gefäßsystems. Ein weiterer Faktor wäre dann zusätzlich ein Mangel an zirkulierender Flüssigkeit, wobei wir uns über die möglichen Ursachen hierfür später Gedanken machen wollen.

Zunächst müssen wir jedoch noch einiges von der normalen Blutdruckregulation kennenlernen.

Der Mensch ist keine Maschine, und der Blutdruck ist kein technischer, sondern ein biologischer Wert. Das bedeutet, er wird nicht ein für allemal eingestellt, sondern er unterliegt erheblichen Schwankungen entsprechend dem jeweils herrschenden Bedarf, wobei große Sprünge von Minute zu Minute bzw., wenn es sein muß, auch von Sekunde zu Sekunde auftreten können.

Wir haben schon davon gehört, daß je nach Beanspruchung eines bestimmten Organgebietes erhebliche regionale Durchblutungsänderungen und damit Blutdruckänderungen auftreten können. Diese können so bedeutsam sein, daß zum betreffenden Zeitpunkt weniger beanspruchte Organe u. U. vermindert durchblutet werden können. Als Beispiel hierfür mag die Müdigkeit nach einem opulenten Mahl gelten: ,,Voller Bauch studiert nicht gern." Nach einer üppigen Mahlzeit wird für die Verdauungsarbeit soviel Blut verbraucht, daß z. B. die Gehirndurchblutung darunter leiden kann.

Die Durchblutungs- und damit die Blutdruckverhältnisse ändern sich je nach Ruhe- und Arbeitsphase auch im Gesamtorganismus. Entsprechend ist die Durchblutung der Organe im tiefen Schlaf auf ein Minimum reduziert, der Blutdruck ist sehr niedrig. Lediglich die Nierendurchblutung weicht von dieser Regel ab, sie ist, ob Tag, ob Nacht, relativ konstant.

Das andere Extrem ist die starke, sehr viel Sauerstoff verbrauchende körperliche Arbeit. Während einer solchen Arbeitsphase steigt der Blutdruck auch über den als normal anerkannten Wert hinaus deutlich an.

Ermöglicht werden diese Änderungen von einer Reihe von Regulationsmechanismen, welche sich nach der Art von Rückkopplungssystemen jeweils selber steuern.

So verstärkt sich die Durchblutung etwa aufgrund lokaler chemischer Prozesse, ohne jede Nervensteuerung, immer dort, wo Arbeit geleistet wird, also Sauerstoffmangel aufzutreten droht. Wird die lokale Beanspruchung geringer, sinkt der Sauerstoffbedarf wieder ab, dann reduziert sich auch die Durchblutung wieder auf das ,,normale" Maß.

Eine zentrale Rolle bei der Durchblutungs- und Blutdrucksteuerung spielt aber das vegetative Nervensystem, welches ohne den Einfluß unseres Willens über seinen aktivierenden Teil (Sympathikus) und seinen bremsenden Anteil (Vagus) in die Funktion vieler Organe und Organsysteme eingreift. Eine Anregung des aktivierenden Teils des Herz-Kreislauf-Zentrums, das im verlängerten Rückenmark lokalisiert ist, führt zur Blutdrucksteigerung sowohl über eine Erhöhung des Schlagvolumens als auch über eine Verengung der endständigen Widerstandsgefäße, vor allem der Arteriolen. Starke Druckerhöhungen werden dabei von Druckaufnehmern, die an verschiedenen Stellen im Arteriensystem plaziert sind, registriert. Die von diesen Druckrezeptoren ausgesandten Nervenimpulse enden wieder im Herz-Kreislauf-Zentrum und wirken dort dämpfend. Eine enge Verknüpfung des Herz-Kreislauf-Zentrums im verlängerten Rückenmark über das Zwischenhirn mit anderen Gehirnzentren führt dazu, daß auch emotionale, affektive und mentale Einflüsse wie Freude, Schreck, Angst, geistige Anstrengung, aber auch Schmerz, Lärm, Hitze, Kälte, zu Veränderungen im Herz-Kreislauf-Verhalten führen können.

Weitere Regelkreise zur Beeinflussung und Steuerung des Blutdruckverhaltens bestehen aus hormonproduzierenden Organsystemen, wobei das übergeordnete Organ im Zwischenhirn lokalisiert ist (Hypothalamus). Von diesem Gehirnzentrum abgegebene Hormone steuern über eine Funktionsänderung der Hirnanhangdrüse einerseits die Schilddrüsenfunktion, andererseits die Tätigkeit der Nebennieren. Auch diese Organsysteme weisen einen Rückkopplungsmechanismus auf, der jedoch nicht von der aktuellen Kreislauflage (Blutdruck), sondern von der Menge der produzierten Hormone bestimmt wird. So führt z. B. ein hoher Schilddrüsenhormonspiegel zu einer Reduktion der Tätigkeit von Hirnanhangdrüse und Hypothalamus.

Zusammenfassung

Fassen wir zusammen: Wo in einem geschlossenen Röhrensystem durch die Kraft einer Pumpe eine Strömung herrscht, da herrscht auch Druck. Blutströme und Blutdruck werden unterhalten durch die Tätigkeit des Herzens. Die Höhe des Blutdrucks richtet sich nach der Menge des pro Herzschlag geförderten Blutes (Schlagvolumen) sowie nach den Querschnittsänderungen der kleinsten Arterienenden (peripherer Widerstand).

Je höher das Schlagvolumen, desto höher der Blutdruck. Wir nennen den Blutdruckwert, der während einer Herzkontraktion entsteht, den oberen oder den systolischen Blutdruckwert. Ein Teil dieses Drucks wird von den elastischen Arterien aufgenommen, gespeichert, indem diese erweitert werden. In der Phase der Erschlaffung der Herzmuskulatur, in der kein Blut die Herzkammer verläßt, ziehen sich diese gedehnten elastischen Arterienwände wieder zusammen und halten die Blutströmung aufrecht. Das Zurückfließen des Blutes in die Herzkammer wird durch eine rückschlagventilartige Klappe am Ende der Kammer verhindert. Die während der Diastole durch die elastischen Eigenschaften der Arterienwände aufrechterhaltene Strömung macht etwa 40 % der Strömung während der Systole aus.

Sind die endständigen Widerstandsgefäße eng gestellt, kann das Blut konsequenterweise nur langsam in Richtung Venen durch sie hindurch- und abfließen. Als Folge kommt es zu einer gewissen Stauung des Blutes vor den Widerstandsgefäßen, so daß im System der Arterien der Blutdruck zwangsläufig ansteigt.

Das Schlagvolumen, besonders aber auch der periphere Widerstand sind regulierbar. Sie stehen unter dem Einfluß des zentralen Nervensystems, einiger hormonproduzierender Organe sowie der Nieren.

Als Blutspeicher — deshalb auch kapazitives Gefäßsystem genannt — fungieren die Venen, deren Querschnitt durch die Aktivität der in ihrer Wand enthaltenen Muskulatur bestimmt wird. Auch die Funktion der Venenmuskulatur wird über das vegetative Nervensystem gesteuert, der Sympathikus verringert den Querschnitt, wodurch die venöse Blutströmung beschleunigt wird (hoher Venentonus). Eine verminderte Sympathikusaktivität führt zu einer Erweiterung mit Mehrspeicherung in den Venen (niedriger Venentonus).

Die Funktion des vegetativen Nervensystems ist zentral durch das Gehirn gesteuert, das Funktionieren der sympathischen Nervenendungen an den peripheren Widerstandsgefäßen und an den Venen ist jedoch — und das interessiert den nach Kneipp hydrotherapeutisch tätigen Arzt besonders — temperaturabhängig. Hohe Umgebungstemperaturen „lähmen" die Sympathikuswirkung, niedrige Umgebungstemperaturen wirken dementsprechend gegensinnig.

Was ist ein normaler Blutdruck?

Wenn Sie Ihren Arzt nach Ihrem Blutdruck fragen, wird er Ihnen stets zwei Zahlen nennen. Der höhere Wert ist während der Herzkontraktion gemessen (systolischer Wert), der untere entspricht dem Druck während der Erschlaffungsphase des Herzens (diastolischer Druck).

Von der normalen und zum Leben notwendigen erheblichen Schwankungsbreite des Blutdrucks haben wir bereits gehört. Der normale Blutdruck ist demnach kein biologisch definierbarer, sondern ein aus ärztlicher Erfahrung abgeleiteter Wert.

Aufgrund dieser ärztlichen Erfahrung gilt – auch nach den Empfehlungen der Weltgesundheitsorganisation – als allgemein akzeptiert, daß Werte von 140/90 mm Hg und darunter normal sind.

Bei diesem „und darunter" handelt es sich, wie sich schnell herausstellen wird, um einen Pferdefuß. Denn während mit der genannten Zahl das Maß des Blutdrucks nach oben eindeutig begrenzt ist, weil wir wissen, daß eine länger anhaltende Erhöhung über diesen Wert hinaus zu ernsten Erkrankungen und Organschäden führen kann, ist eine Begrenzung nach unten mit dieser Aussage nicht gegeben.

Die Frage nämlich, wann ein niedriger Blutdruck ein zu niedriger Blutdruck ist, ist individuell sehr unterschiedlich zu beantworten. Bei der im allgemeinen angegebenen Grenze von 110/60 mm Hg, von der ab abwärts man von einem niedrigen Blutdruck (Hypotonie) spricht, kann sich ein von seiner Konstitution her als asthenisch zu bezeichnender Mensch durchaus absolut wohl fühlen, während sein Bruder mit einem eher athletischen Körperbau bereits erhebliche Beschwerden hat. Was für den Astheniker ein niedriger Blutdruck ist, wäre in diesem Falle für den Athletiker ein zu niedriger Blutdruck.

Der lebensnotwendige Blutdruck

Nähern wir uns dem Phänomen des Blutdrucks allerdings von der alleruntersten Stufe, die noch mit dem Leben zu vereinbaren ist, stoßen wir wieder auf die Nierendurchblutung. Wir haben gehört, daß die Niere eine ihrer Bedeutung entsprechende sehr gleichmäßige Durchblutung hat, die unter allen Umständen konstant gehalten wird. Die Nieren machen zwar nur 0,5 % des Körpergewichts aus, haben aber am Herz-Minuten-Volumen einen Anteil von ca. 25 %.

Sinkt der mittlere Druck in der Hauptschlagader auf 60 mm Hg oder darunter ab, erlischt die Nierenfunktion, die Harnproduktion hört auf.

Werte, die darüber liegen, sind demnach mit dem Leben noch vereinbar.

Ausgehend von dem genannten Grenzwert von 110/60 mm Hg sprechen wir also bei Blutdrücken, die in diesem Bereich oder darunter liegen, von Hypotonie. Ob diese Hypotonie eine behandlungsbedürftige Gesundheitsstörung darstellt, hängt davon ab, ob Beschwerden bestehen oder nicht. Umgangssprachlich sagen wir: ,,Ein niedriger Blutdruck ist eher lästig als gefährlich." Dies ist insofern richtig, als ein niederer Blutdruck vor all den Komplikationen schützt, die bei einem Bluthochdruck (Hypertonie) auftreten. Diese sind am ehesten die Arteriosklerose sowie ihre Folgeerscheinungen Herzinfarkt, Schlaganfall, Durchblutungsstörungen der Beine usw. Entsprechendes lehren uns auch die Zahlen der Lebensversicherungen, die aussagen, daß ein Mensch um so länger lebt, je niedriger sein Blutdruck ist.

Nichtsdestotrotz kann ein niedriger Blutdruck ein außerordentlich lästiges, manchmal sogar quälendes Leiden sein, das sogar die Verwirklichung des Menschen in seiner gesamten körperlichen, sozialen und geistig-seelischen Dimension einschränken kann.

Darüber hinaus darf nicht verschwiegen werden, daß es ernste Organerkrankungen gibt, die mit einem niedrigen Blutdruck einhergehen und die unter Umständen auch in Form anderer Symptome sogar lebensbedrohend sein können.

Mit diesen letztgenannten Erkrankungen (sekundäre Hypotonieformen) und ihrer schulmedizinischen Behandlung wollen wir uns im folgenden kurz beschäftigen, bevor wir uns den sogenannten funktionellen oder primären Hypotonien und deren Behandlung mit den Methoden nach Sebastian Kneipp zuwenden.

Wann kommt es zu einem niedrigen Blutdruck?

Wir müssen hierbei streng unterscheiden zwischen solchen Störungen, die durch eine gestörte Organfunktion hervorgerufen werden, und solchen, bei denen die Organfunktionen zumindest überwiegend normal sind, aber eine Fehlregulation vorliegt.

Die sekundäre Hypotonie

Die organischen Störungen sind einer Kneipptherapie nicht zugänglich und werden daher zuerst besprochen. Bei diesen Organstörungen können sowohl eine Reduzierung des Schlagvolumens als auch eine Reduzierung des peripheren Gefäßwiderstandes eine Rolle spielen. Das blutdruckregulierende System der Niere spielt dabei praktisch keine Rolle.

Typische Vertreter für eine Organminderfunktion als Ursache für eine sekundäre Hypotonie sind die Schilddrüsenunterfunktion, die etwa in einem Drittel der Fälle, und zwar als Folge eines reduzierten Schlagvolumens bei erhöhtem peripheren Widerstand, mit einem niedrigen Blutdruck einhergeht.

In diese Reihe gehört auch die Nebennierenrindeninsuffizienz, bei der vor allem ein niedriges Herzschlagvolumen zur Blutdruckerniedrigung führt, wobei möglicherweise auch eine Reduzierung des peripheren Widerstandes auftritt.

In beiden Fällen muß der Behandlung eine exakte Abklärung der Ursache der Störung vorangehen. Die Therapie erfolgt im allgemeinen durch Substitution der vermindert gebildeten Hormone.

Weitere durch ein reduziertes Schlagvolumen bedingte Hypotonieformen betreffen das Herz selber bzw. das Blut. So kommt es bei hochgradigen Einengungen der Herzklappen zwischen linkem Herzvorhof und linker Herzkammer (Mitralstenose) bzw. zwischen linker Herzkammer und Hauptschlagader (Aortenklappenstenose) entweder zu einer ungenügenden Füllung der linken Herzkammer mit der Folge eines verminderten Schlagvolumens oder aber bei normaler Füllung der linken Herzkammer zu einer reduzierten Auswurfleistung des Herzens. Diese Einengungen der Herzklappen sind meistens entzündlich bedingt und führen, außer zu einem erniedrigten Blutdruck, bei längerem Bestehen früher oder später zu einem Herzversagen. Bei hochgradiger Ausprägung und drohendem Herzversagen können beide Herzklappen durch künstliche Ventile ersetzt werden.

Das Schlagvolumen wird außerdem mit der Folge des unter Umständen drastisch abfallenden Blutdrucks durch ein Pumpversagen der Herzkammer selbst reduziert. Zu einem Pumpversagen kann es kommen, wenn nach großen oder wiederholten Herzinfarkten die Arbeitsmuskulatur durch große, an der Herzarbeit nicht beteiligte Narben ersetzt wird. Auch Herzmuskelentzündungen oder Verletzungen der Herzmuskulatur, nicht zuletzt gravierende Herzrhythmusstörungen können zum Pumpversagen führen. In der stärksten Ausprägung bezeichnen wir diese Zustände als kardiogenen Schock. Die Therapie ist im allgemeinen eine intensivmedizinische, hat also mit der Naturheilkunde überhaupt nichts zu tun. Sie richtet sich nach dem Grundleiden und kann unter Umständen bei nicht reversiblen Zuständen bis zur Herztransplantation führen.

Von seiten des Blutes kann ein akuter Volumenmangel zu einem reduzierten Schlagvolumen führen. Ursache kann ein großer Blutverlust infolge einer Verletzung ebenso sein wie ein großer Flüssigkeitsverlust bei einer Verbrennung oder bei einer inneren Vergiftung. Solche Zustände werden als Volumenmangelschock bezeichnet und bedürfen ebenfalls der intensiven medizinischen Betreuung, wobei die jeweils auslösende Ursache im Mittelpunkt der Behandlungsbemühungen steht.

Unter Umständen handelt es sich bei diesen Störungen um ausgesprochene Notsituationen, bei denen entscheidende Organfunktionen weitgehend zusammengebrochen sind. Diese eignen sich schon allein deshalb nicht für eine naturheilkundliche Behandlung, weil diese auf dem Prinzip beruht, den Körper durch einen äußeren oder inneren Reiz zu einer Reizantwort und durch Wiederholung dieses Reizes zu einer Normalisierung der gestörten Funktion zu veranlassen. In allen diesen geschilderten Fällen liegen in diesem Sinne noch belastbare Strukturen und Funktionen nicht vor.

Primäre Hypotonie, funktionelle Regulationsstörungen

Ganz anders bei einer hypotonen Fehlregulation. Hier ist die erforderliche Blutmenge von 5 Litern vorhanden, das Herz arbeitet normal, es liegt weder eine Störung der Schilddrüse noch der Nebenniere vor. Wenn überhaupt organische Veränderungen zu erkennen sind, dann finden wir manchmal eine Krampfaderbildung. Wir werden noch sehen, weshalb sie in diesem Zusammenhang gelegentlich eine Rolle spielen kann.

Und doch haben die betroffenen Menschen unter Umständen erhebliche Beschwerden.

Dabei müssen wir unterscheiden zwischen einer insgesamt niedrigen Blutdruckeinstellung und ausgesprochen krisenhaften Regulationsstörungen bei ansonsten normalem oder auch erniedrigtem Blutdruck.

Ersteres nennen wir eine konstitutionelle Hypotonie. Bei ihr besteht schon in Ruhe ein abnorm niedriger Blutdruck. Die Beschwerden sind uncharakteristisch, können aber manchmal erheblich sein. Leitsymptome sind eine abnorme körperliche und geistige Ermüdbarkeit, ferner können eine auffallende Blässe der Haut, insbesondere des Gesichtes, Flimmern vor den Augen und Druck- und Beklemmungsgefühle in der Herzgegend auftreten.

Auch bei nur geringer Ausprägung sollten diese Symptome nicht auf die leichte Schulter genommen werden, da sie, wie gesagt, uncharakteristisch sind und genauso z. B. auch durch einen krankhaft erhöhten Blutdruck verursacht werden können.

Die Ohnmacht

Krisenhafte Regulationsstörungen als besondere Form des Kreislaufversagens sind durch kurzdauernde Bewußtseinsstörungen oder Ohnmachten gekennzeichnet, denen meist Schwarzwerden vor den Augen, Schwindelgefühl, Schweißausbruch und plötzliches Blaßwerden vorangehen. Kennzeichnend ist, daß diese Beschwerden streng in Abhängigkeit von der Körperlage auftreten. Sie kommen nur im Sitzen und besonders im Stehen vor, nicht aber in der Horizontallage. Ursache für diese akuten Regulationsstörungen, die auch als Orthostasesyndrom bezeichnet werden, ist eine Abnahme des Schlagvolumens und des Minutenvolumens durch eine mangelhafte Tonisierung der Kapazitätsgefäße (Venen), wobei bei einem ausgeprägten Anstieg der Pulsfrequenz gleichzeitig eine Verkleinerung der Blutdruckamplitude (Differenz zwischen systolischem und diastolischem Blutdruck) auftritt. Folgen sind eine Mangeldurchblutung des Herzens, der Muskulatur und u. a. des Gehirns.

Ursächlich liegt eine Dämpfung des aktivierenden Teils des vegetativen Nervensystems (Sympathikus) und

74

ein Überwiegen des Vagus vor. Werden solche Reaktionen akut durch Schmerzen oder einen Schreck oder durch sonstige subjektiv bedeutsame Situationen (,,Anblick von Blut'') ausgelöst, sprechen wir von einer vasovagalen Reaktion.

Andere Symptome eines niederen Blutdrucks

Ansonsten unterscheiden wir als Folge der Fehlregulation durch das vegetative Nervensystem zwei verschiedene Formen der hypotonen Dysregulation. Bei der einen kommt es zu einem ,,Versacken'' beträchtlicher Blutmengen in abnorm weite Venengeflechte. Da das Venensystem, auch kapazitives Gefäßsystem genannt, zwar nie in der Praxis, aber zumindest theoretisch bis zu 15 Liter Blut fassen kann, können wir uns vorstellen, wie weit diese Fehlsteuerung gehen kann. Dementsprechend findet man sie nicht selten in Verbindung mit Krampfadern. Da nicht genügend Blut entgegen der Schwerkraft gefördert werden kann, kommt es zu einem Absinken des systolischen und reflektorisch zu einem Anstieg des diastolischen Blutdrucks sowie zu einer Pulsbeschleunigung mit Abfall des Schlagvolumens. Diese Form wird als hyperdiastolische Regulationsstörung bezeichnet.

Bei der hypodiastolischen oder hypodynamen Form der Regulationsstörung ist nicht nur ein Versacken von Blut in die Venen die Ursache der Störung. Es findet sich vielmehr gleichzeitig ein Regulationsversagen des peripheren Widerstandes durch ,,Lähmung'' der Muskulatur in den kleinsten Arterienenden. Bei erniedrigtem Schlagvolumen sinken in der Folge sowohl der systolische als auch der diastolische Blutdruck im Stehen ab, die Pulsfrequenz kann mäßig erhöht sein.

Zusammenfassung

Die bereits genannten Symptome werden im wesentlichen durch die Folgen der Minderdurchblutung wichtiger Organe bestimmt. Minderdurchblutung der Herzmuskulatur führt zu Beklemmungsgefühlen. Dadurch und durch die gleichzeitig verminderte Durchblutung der Skelettmuskulatur kommt es zu einer mehr oder weniger ausgeprägten Einschränkung der körperlichen Leistungsfähigkeit.

In krisenhaften Situationen wird die Symptomatik von der Mangeldurchblutung des Gehirns bestimmt. Der im Sitzen, besonders aber im Stehen auftretende Bewußtseinsverlust stellt, wenn man so will, eine Art Selbstheilungsmechanismus dar. In seiner Folge kommt es zwangsweise zur Einnahme einer horizontalen Körperlage, wodurch die Gehirndurchblutung wieder normalisiert werden kann.

Wie bei einem Flugzeug, dem das Benzin ausgeht, erfolgt dieser Vorgang allerdings in Form einer ,,Notlandung''. Notlandungen sind gefährlich, bei Kollapszuständen insbesondere deshalb, weil man sich dabei erheblich verletzen kann — wie im notlandenden Flugzeug.

Unabhängig von allen diesen unter Umständen lästigen, manchmal aber auch gefährlichen Symptomen können — wie schon erwähnt — niedrige Blutdruckwerte allerdings auch durchaus ohne Beschwerden vorkommen. Der sogenannte konstitutionelle Hypotoniker im

Rahmen eines asthenischen Körperbaus fühlt sich trotz andauernd niedriger Blutdruckwerte durchaus gesund und ist voll leistungsfähig.

Hierher gehören auch gut trainierte Sportler. In ihrem trainierten Zustand befinden sie sich unter Ruhebedingungen offensichtlich in einem „Schongang", der eine breite Leistungsreserve gewährt. Abweichend von Patienten haben Sportler dabei gleichzeitig eine niedrige Herzfrequenz.

Wie behandelt die Schulmedizin
niedrigen Blutdruck?

Bevor wir uns über die Behandlung eines zu niedrigen Blutdrucks ganz allgemein Gedanken machen, ein Wort zur Therapie der beschriebenen, akuten Kollapszustände.

Der Patient ist in der Folge der Minderdurchblutung des Gehirns vermutlich „umgekippt" und hat sich dabei hoffentlich nicht verletzt. Er dürfte in der Regel extrem blaß aussehen, der Puls wird kaum oder nicht tastbar sein, der Blutdruck, falls man Gelegenheit hat, ihn zu messen, ist extrem niedrig.

Da die Ohnmacht durch einen Blutmangel im Gehirn verursacht wird, der auf einem Versacken des Blutes in den Venen beruht, besteht die wirksamste Methode, die innerhalb kürzester Zeit zur Besserung führt, in der sogenannten Autotransfusion. Das bedeutet, daß das zirkulierende Blutvolumen dadurch wieder normalisiert wird, daß man die Beine des Patienten anhebt. Allein dadurch kann die zirkulierende Blutmenge um etwa ein bis zwei Liter erhöht werden. Die jetzt wieder ausreichende Blutmenge führt zu einer Normalisierung von Blutdruck und Pulsfrequenz und zu einer prompten Verbesserung der Gehirndurchblutung. Der Patient kommt augenblicklich wieder zu sich.

Vorsicht ist geboten, wenn sich der Gestürzte am Kopf verletzt hat, es müssen dann durch entsprechende Lagerung Vorsorgemaßnahmen getroffen werden, falls er erbricht.

Die Behandlung eines niedrigen Blutdrucks allgemein – das ergibt sich zwangsläufig aus dem, was wir bisher über den niedrigen Blutdruck erfahren haben – ist nur dann erforderlich, wenn Beschwerden bestehen.

Die Verabreichung von Medikamenten

Die Schulmedizin, wie sie im allgemeinen als (allerdings sehr fragwürdiger) Gegensatz zur Naturheilkunde verstanden wird, hat bei der Behandlung der Hypotonie bzw. der hypotonen Dysregulation nicht viel zu bieten. Beschränkt sich der schulmedizinisch orientierte Arzt auf die reine Medikamentenverordnung, wird er im allgemeinen ein dihydroergotaminhaltiges Präparat verordnen. Ausgangsprodukt ist ein auf Getreideähren schmarotzender Pilz, der die sogenannten Mutterkornalkaloide enthält. Eines dieser Alkaloide ist das Ergotamin, welches gefäßerweiternd wirkt. Durch chemische Umwandlung (Dihydrierung) entsteht das Dihydroergotamin, das über eine Aktivierung der Arteriolenmuskulatur zur Erhöhung des peripheren Widerstandes und somit zur Blutdruckerhöhung führt.

Die Brauchbarkeit dieser Präparate wird durch ihre bescheidene Wirkung bei Verabreichung als Tropfen oder Tabletten eingeschränkt. Insbesondere bei wiederholten Injektionen sind aber auch andererseits infolge schwerer Gefäßkrämpfe auftretende Durchblutungsstörungen gefürchtet.

Ebenso bescheiden bei niedrigem Blutdruck ist allerdings auch die Wirkung der später zu besprechenden phytotherapeutischen Medikamente (nebenwirkungsarme Medikamente aus Heilpflanzen). Alles, was darüber hinaus, gegebenenfalls auch durch den Schulmediziner, in der Blutniederdruckbehandlung zur Anwendung kommt, entspricht dem Repertoire der Kneipptherapie. Es ist also nicht übertrieben zu behaupten, daß die komplexe Physiotherapie nach Kneipp bei durch niedrigen Blutdruck bedingten Beschwerden die Therapiemethode der Wahl darstellt.

Kneipptherapie bei niedrigem Blutdruck

Einen Widerspruch zwischen ,,Schulmedizin'' und ,,Naturheilkunde'' kann man also gerade auf dem Gebiet der Hypotoniebehandlung auch beim allerbesten (-bösesten) Willen nicht konstruieren, zumal auch der schulmedizinisch orientierte Arzt bei der Behandlung dieser Leiden die Möglichkeiten der Kneipptherapie nutzen wird — wenn er sein kleines Einmaleins gründlich gelernt hat. Er wird dies jedoch selten in dem Bewußtsein tun, ein kneippgemäßes Therapiekonzept zu verfolgen.

Man mag es bedauern, daß die Schulmedizin diese seit bereits etwa 100 Jahren bekannten Therapiekonzepte mühsam wiederentdecken mußte. Der nach den Methoden von Sebastian Kneipp arbeitende Arzt findet jedoch auch durch neueste wissenschaftliche Ergebnisse auf diesem Gebiet eine eindeutige Bestätigung seiner Denkweise.

Wenn wir uns in diesem Zusammenhang die fünf Säulen der Kneipptherapie auf ihre Bedeutung für die Hypotoniebehandlung hin ansehen, finden wir in jeder einzelnen, allerdings unterschiedlich gewichtige Elemente, die zu einer Behandlung des niedrigen Blutdrucks sinnvoll zu verwenden sind. Die im folgenden gewählte Reihenfolge entsprechend der Bedeutung dieser Elemente ist nicht schulmeisterlich gemeint, sondern entspricht der Erfahrung des Autors: Hydrotherapie, Bewegungstherapie (inklusive Ernährungsbehandlung), Ordnungstherapie, Phytotherapie.

Hydrotherapie

Während Sebastian Kneipp und seine Vorgänger Priesnitz und Hahn bei der Entwicklung ihrer hydrotherapeutischen Verfahren noch von einer damals, sicherlich aber zur Zeit Kneipps überholten Humoralpathologie (die Vorstellung von „Ableitung" und „Ausleitung" sogenannter Krankheitsstoffe) ausgingen, erkannte Kneipps erster und engster Mitarbeiter, Dr. Alfred Baumgarten, schon früh, daß die Wirkung von Wasseranwendungen in erster Linie in einer Änderung von Kreislauf- und Durchblutungsgrößen besteht. Er belegte diese Vorstellung anhand erstaunlich umfangreicher und aussagekräftiger Meßreihen.

In der Zwischenzeit konnte selbstverständlich die Forschung diese Zusammenhänge weiter aufklären.

Reiz und Reizantwort

Hydrotherapeutische Reize in Form des Kneippschen Flachgusses oder des Teilbades wirken in erster Linie als Temperaturreize. Beim Blitzguß und beim Vollbad werden auch nennenswerte mechanische Kräfte wirksam.

Entsprechend dem wesentlichen Grundprinzip der Kneipptherapie, bestehend aus Reiz und Reizantwort, wird der Temperaturreiz über die Haut registriert. Die Reizantwort (Reaktion) entsteht als Folge lokalchemischer Prozesse, die nicht durch Nerven gesteuert werden, zunächst an der dem Reiz unmittelbar ausgesetzten Stelle: Wird etwa eine Hand einem warmen Temperaturreiz ausgesetzt, so steigt ihre Durchblutung an, bei Abkühlung sinkt sie ab.

Daß der gleiche Effekt auch an der Hand der Gegenseite registriert werden kann, ist als Folge lokaler Vorgänge natürlich nicht zu erklären. Vielmehr wird die Temperaturänderung von Temperaturfühlern (Temperaturrezeptoren) wahrgenommen und über körperwärts gerichtete (afferente) Nerven zum Rückenmark gemeldet. Dort wird die Information auf einen zur Gegenseite verlaufenden (efferenten) Nerven übertragen, der an der gegenüberliegenden Hand eine Durchblutungsänderung bewirkt. Eine solche Funktionseinheit aus afferenten und efferenten Nerven nennen wir einen Reflex-

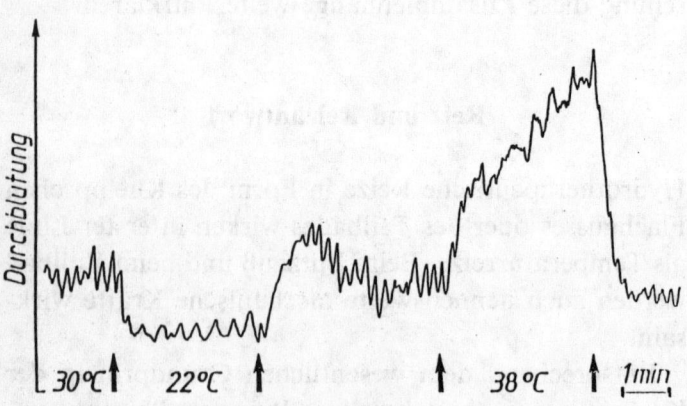

Wird z. B. die Hand einem warmen Temperaturreiz ausgesetzt, steigt ihre Durchblutung an (lokale Durchblutungsreaktion).

bogen. Da bei dem gewählten Beispiel die Umschaltung im Rückenmark (Spina) erfolgt und das Zentralnervensystem des Gehirns nicht beteiligt ist, sprechen wir von einem spinalen Reflexbogen.

Die von einer zur anderen Körperseite erfolgende Veränderung nennen wir eine konsensuelle Reaktion. Sie funktioniert auch von Arm zu Bein und von Bein zu Arm. Konsensuelle Reaktionen verlaufen aber im Vergleich zur lokalen Reaktion abgeschwächt. Temperaturreize an den Extremitäten zeigen darüber hinaus Effekte, die nur über eine Einbeziehung des Gehirns (Cerebrum) in die Reflexbögen erklärt werden können. Wir nennen diese deshalb cerebrale Reflexbögen.

Es sind dies etwa Veränderungen der Herzfrequenz und des Blutdrucks, Veränderungen der Stimmung, Änderungen des Wachheitsgrades und der Aufmerksamkeit: ,,Kalte Füße schlafen nicht gern.'' Diese Wirkungen werden verursacht durch die enge Verknüpfung vegetativer, emotionaler oder affektiver und auch mentaler Zentren des Großhirns mit dem die Temperaturänderung registrierenden Temperaturzentrum im Zwischenhirn.

Wir können hier nur die für die Blutdrucksteuerung wichtigen Temperatur-Fernwirkungen behandeln. Ähnliche Effekte sind aber auch von speziellen Hautzonen (Headsche Zonen) auf die inneren Organe auslösbar. Wir nennen diese speziellen Verbindungen cuto-viscerale Reflexe. Sie werden in der Kneipptherapie z. B. in Form von heißen Packungen, wie etwa dem Heublumensack, durch Auflage auf bestimmte Hautpartien genutzt.

Die Reiztherapie

Die Hydrotherapie setzt als Reiztherapie die noch vorhandene Fähigkeit zur Reizantwort, also belastungsfähige Funktionen, voraus. Es wäre demnach verfehlt, hydrotherapeutische Anwendungen im Fall eines bereits eingetretenen schwerwiegenden Kollapses oder einer Ohnmacht zu versuchen, wenn wir auch aus dem Kino die Situation kennen, daß ein Eimer kaltes Wasser in das Gesicht eines ohnmächtigen Filmhelden zu dessen überraschend schnellen Wiedererwachen und zur sofortigen Aktionsfähigkeit beitragen kann.

Dies wäre das typische Beispiel einer „Roßkur", als die wir die Kneipptherapie ja gerade nicht verstehen. Bietet sie doch besonders durch ihre mikrometerartig anzuwendende Vielfalt in unendlich vielen Abstufungen die Möglichkeit einer schonenden und gleichwohl wirksamen Behandlung.

Die Temperaturregulation

Wie schon geschildert worden ist, stehen die Funktionen des Herz-Kreislauf-Systems unter der Kontrolle des vegetativen Nervensystems. Zu diesen Funktionen — auch das wurde bereits erwähnt — zählt neben der Sicherstellung der Sauerstoffversorgung und der Ernährung sämtlicher Gewebe auch die Temperaturregulation des Menschen. Da der Mensch zu den Warmblütern gehört, muß seine Körpertemperatur um ca. 37°C herum konstant gehalten werden. Durch eine Mehrdurchblutung insbesondere der unter der Haut gelegenen Venengeflechte

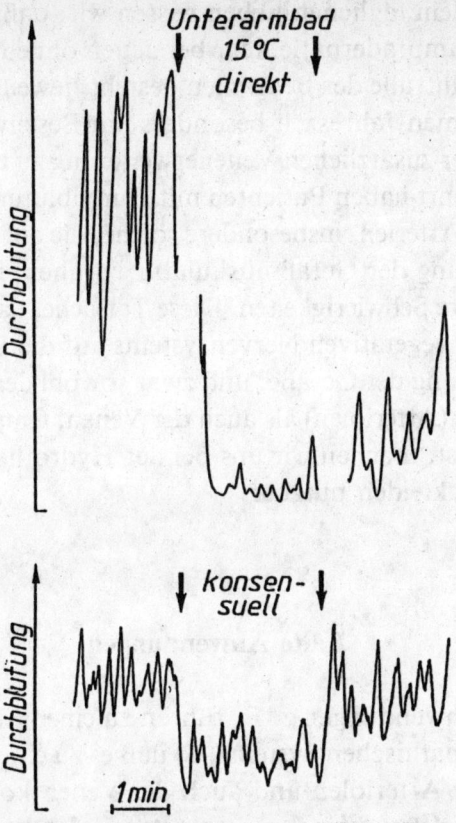

Der Temperaturreiz bewirkt auch auf der anderen Körperseite eine erhöhte Durchblutung (konsensuelle Durchblutungsreaktion).

kann bei hohen Außentemperaturen vermehrt Wärme an die Umgebung, an die Luft, abgegeben werden. Eine Zusammenziehung dieser Venengeflechte bei Kälte führt zu einer Minderdurchblutung als Schutz gegen Unterkühlung.

Aus dem täglichen Leben wissen wir, daß insbesondere Krampfaderpatienten, bei denen ohnehin eine erhöhte Blutfülle der Beinvenen besteht, jeweils während der warmen Jahreszeit besonders mit Beschwerden als Folge der zusätzlichen Venenerweiterung zu tun haben. Umgekehrt haben Patienten mit Durchblutungsstörungen der Arterien, insbesondere solche, die auf einer Verkrampfung der Gefäßmuskulatur beruhen, im Winter besondere Schwierigkeiten. Diese Tatsache, daß der Einfluß des vegetativen Nervensystems auf die Weit- oder Engstellung der Gefäße, und zwar sowohl der kleinsten Arterien (Arteriolen) als auch der Venen, temperaturabhängig ist, machen wir uns bei der Hydrotherapie von Blutdruckleiden nutzbar.

Kalte Anwendungen

Kalte Anwendungen z. B. führen zu einer Aktivierung des sympathischen Systems, so daß es zu einer Engstellung der Arteriolen und auch der Venen kommt. Die Querschnittsverminderung der Arteriolen hat einen erhöhten peripheren Widerstand zur Folge, während die Engstellung der Venen zu einer Vermehrung der zirkulierenden Blutmenge führt (Speicherfunktion des Venensystems!) und somit zu einer Verbesserung des Schlagvolumens.

Damit sind die beiden wichtigsten Ursachen für eine niedrige Einstellung des Blutdrucks beeinflußt, nämlich die Reduktion des Schlagvolumens durch ,,Versacken'' des Blutes in den Venen oder, besonders ausgeprägt, in

Krampfadern und eine Erhöhung des verminderten peripheren Widerstandes.

Besonders erfreulich ist die Tatsache, daß dieser Mechanismus auch bei Krampfaderpatienten funktioniert. Ein zu niedriger Blutdruck oder eine hypotone Dysregulation können nämlich ein Frühzeichen einer beginnenden Krampfadererkrankung sein. Vor Jahren war einem bekannten deutschen Automobilwerk bei der Konstruktion der Heizungsanlage eines neuen Fahrzeugtyps einmal ein gravierender Fehler unterlaufen. Auch beim besten Willen war der Fußraum des Autos nicht zu erwärmen. Ideenreich, wie Reklameleute nun einmal sind, wurde dieser Fehler in der Werbebroschüre mit dem Satz: ,,Kalte Füße, heller Kopf'', positiv gedeutet.

Die Leute hatten recht, müssen wir nach dem zuvor Beschriebenen zugestehen. Kalte Füße und kalte Beine verhindern das Absacken von Blut in die unteren Extremitäten, stabilisieren den Blutdruck und verbessern die Gehirndurchblutung. Außerdem, auch das haben wir bereits erfahren, führt ein Kaltreiz an den Füßen über cerebrale Reflexbögen zu einer Steigerung des Wachheitsgrades und der Aufmerksamkeit.

Leider Gottes führt nicht immer die Vernunft dem Konstrukteur den Zeichenstift. Alsbald strömte wieder ein kräftiger Strom warmer Luft um die Beine der Autofahrer, so daß nach stundenlanger Fahrt die entsprechend Belasteten unter ihnen mit dicken Füßen ihrem Wagen entsteigen konnten.

Praktische Durchführung der Kneippschen Hydrotherapie bei niedrigem Blutdruck

Es versteht sich nach dem oben Beschriebenen von selbst, daß bei der Hypotoniebehandlung alle hydrotherapeutischen Reize, die zu einer weiteren Blutdrucksenkung führen könnten, vermieden werden müssen. Es scheiden daher von vornherein alle ausgeprägten Warm- oder Heißanwendungen aus, die über eine zusätzliche Sympathikusdämpfung sowohl das weitere Verschwinden von Blut in den venösen Speichern und damit eine Reduktion des Schlagvolumens bewirken würden, als auch eine zusätzliche Senkung des peripheren Widerstands durch Weitstellung der Arteriolen.

Wir bevorzugen im Gegenteil gezielte Kaltanwendungen, die bei einer Kneippkur sehr gut in den Gesamtkurplan integriert werden können, auch wenn die Kurbehandlung eigentlich aus einer anderen Ursache erfolgt, die Hypotonie also nur Begleiterscheinung ist.

Die Kaltanwendungen werden dabei so gestaltet, daß insbesondere eine Verkleinerung der raumbietenden Venenspeicher der Beine erfolgt.

Wir sahen ja schon, daß beim Wechsel vom Liegen zum Stehen mehr als 1,5 Liter Blut (von der Gesamtmenge von 5 Litern) in den Venen beider Beide „verschwinden" können. Dies um so mehr, je stärker die Venen der Beine im Sinne von Krampfadern verändert sind.

Wir erinnern uns: Den Zustand der Erweiterung der Venen mit erhöhter Blutfüllung und reduzierter Flußgeschwindigkeit bezeichneten wir als einen erniedrigten Venentonus.

Es ist durch entsprechende Meßmethoden nachweisbar, daß durch lokale Kaltanwendungen an den Beinen der erniedrigte Venentonus sowohl bei Venengesunden als auch bei Krampfaderpatienten verbessert werden kann.

Zur praktischen Durchführung verwenden wir dazu den Wadenwickel, kalte Kneippsche Knie- bzw. Schenkelgüsse sowie das berühmte Wassertreten in kaltem Wasser, das mancherorts sogar als Synonym für eine Kneippkur gilt. Bei der praktischen Durchführung einer kurmäßigen Behandlung kann dabei ein kalter Lehmwickel jeden zweiten Tag im Wechsel mit einem kalten Knieguß zur Anwendung kommen, wobei der Patient zusätzlich einmal oder mehrfach täglich wassertreten sollte.

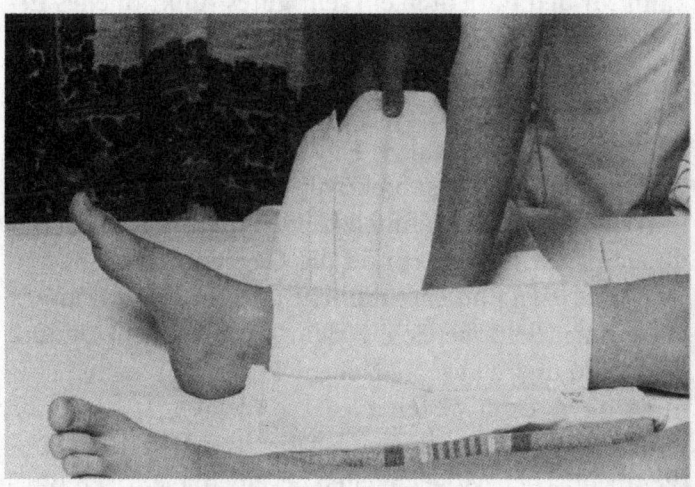

So wird ein kalter Wadenwickel appliziert.

Es ist wichtig zu unterscheiden, daß sowohl die einmalige Anwendung zu einer deutlich meßbaren Reduktion der Venenkapazität, d. h. zu einer Steigerung des Venentonus, führt als auch durch eine serielle Anwendung im Rahmen einer Kur ein Normalisierungseffekt erzielt werden kann. Diese Wirkung durch eine ständig wiederholte Anwendung im Rahmen einer Kurtherapie bezeichnen wir als funktionelle Adaption (Anpassung). Umgangssprachlich würde man von einem Trainingseffekt sprechen.

Beim zu niedrigen Blutdruck ist die Erhöhung des Venentonus jedoch nur ein, wenn auch erwünschter Lokaleffekt. Wichtiger ist, daß dadurch die effektiv zirkulierende Blutmenge erhöht werden kann und sich das Schlagvolumen normalisiert. Wenn über eine funktionelle Adaption der peripheren Widerstandsgefäße auch von dieser Seite her eine Blutdruckstabilisierung gelingt, kann für den Patienten ein sehr gutes funktionelles Ergebnis die Folge sein.

Da der Unterschied zwischen einem niedrigen und zu niedrigen Blutdruck sehr gering sein kann, führen die milden Effekte der kalten Hydrotherapie manchmal zu einer erstaunlichen subjektiven Besserung.

Wenn man die genannten kleinen lokalen Kaltanwendungen richtig einsetzt und die Gegenanzeigen beachtet (Arthrosen und entzündliche Gelenkserkrankungen im Sprunggelenksbereich, Neigung zu Blasenentzündungen), sind unerwünschte Nebenwirkungen von der Therapie nicht zu erwarten.

Im Gegenteil: Gerade an der Beschreibung der hydrotherapeutischen Möglichkeiten bei einem niedrigen Blutdruck läßt sich sehr gut demonstrieren, daß die Wasser-

anwendungen im Rahmen einer Kneippkur keine „Roßkur" darstellen, wie manchmal aus Unkenntnis geur-
teilt wird.

Bewegungstherapie

(Unter Einschluß der Ernährungsbehandlung)

Es ist eine unbestrittene Tatsache, daß eine regelmäßige sportliche Betätigung die Gelenkbeweglichkeit, die Muskelkraft, die Ausdauer und die Geschicklichkeit bis ins hohe Alter zu erhalten vermögen, was ein Gutteil bewahrter Lebensqualität bedeutet. Unabhängig davon hatte Sebastian Kneipp wohl am Beispiel seiner körperlich hart arbeitenden Landbevölkerung bestätigt gefunden, was der Leibarzt Goethes, Ch. W. Hufeland, mit dem Satz beschrieben hat: ,,Die Erfahrung lehrt, daß die Menschen am ältesten geworden sind, die anhaltende starke Bewegung ... haben.''

Damit stand wohl seine Beobachtung in Übereinstimmung, daß seine Landsleute in vielerlei Hinsicht gesünder waren und geringere Störungen ihrer Befindlichkeit aufwiesen als ein Teil seiner aus der ,,feinen Gesellschaft'' stammenden, bewegungsarmen und gleichzeitig überernährten Kundschaft.

Heute wissen wir über die natürlichen Grundlagen dieser Zusammenhänge besser Bescheid, um so mehr erstaunt es, daß schon vor über 100 Jahren die gezielte Bewegungstherapie von Sebastian Kneipp zum Bestandteil seines Behandlungskonzeptes gemacht wurde.

War es nicht Zufall, dann war es geniale Intuition: Kneipp war Gründungsmitglied des Wörishofener Radfahrervereins!

Bei der Besprechung der Bewegungstherapie bei niedrigem Blutdruck müssen wir zwei voneinander zu trennende Teilaspekte beachten.

Muskeltraining

Der erste Aspekt betrifft gezielte bewegungstherapeutische Maßnahmen, die — über eine positive Beeinflussung der Venen — zu einer Normalisierung der durch vermehrte Venenspeicherung eventuell reduzierten zirkulierenden Blutmenge beitragen können. Wir kommen eben im Zusammenhang mit der Hypotonie immer wieder auf die zentrale Bedeutung des kapazitiven Gefäßsystems (Venen) zurück. Ist doch das, infolge Mehrspeicherung in den Venen, reduzierte Schlagvolumen ganz entscheidend ursächlich an der Erkrankung beteiligt.

Grundlagen für diese spezielle Form der Bewegungstherapie ist die Tatsache, daß die Beinvenen in enger räumlicher Beziehung zur Muskulatur des Fußes, des Unter- und des Oberschenkels liegen. Bei Muskelbetätigung, also beim Laufen, bei Zehenstandsübungen und bei Kniebeugen wird ein ständiger rhythmischer Druck durch die Muskeln auf die Venen ausgeübt. Dadurch wird der Blutstrom entsprechend der von den Venenklappen vorgegebenen Richtung herzwärts beschleunigt. Von besonderer funktioneller Bedeutung sind dabei die Wadenmuskeln.

Man hat sie scherzhaft auch als „Hilfsherzen" für das Venensystem bezeichnet. Fällt das Muskelpumpensystem z. B. durch strenge Bettlägrigkeit nach Operationen oder Unfällen aus, kann dies zum Risiko für das gesamte Beinvenensystem werden. Die Beinmuskelpumpen tragen also dazu bei, den Blutstrom in den Venen entgegen der Erdanziehung herzwärts zu beschleunigen. Um normal funktionieren zu können, benötigen sie natürlich ein Widerlager, das aus der gemeinsamen Muskelfascie (bindegewebige Umhüllung) der jeweiligen Muskelgruppe besteht. Wenn infolge einer erheblichen Venenerweiterung oder bei Krampfadern dieses Widerlager nicht mehr ausreicht, läßt die Wirkung der Muskelpumpen nach, und es können je nach Lokalisation der versagenden Venenklappen sogar paradoxe Blutströme in die falsche Richtung oder kreisförmige Blutströme hervorgerufen werden, wodurch die zirkulierende Blutmenge im Gesamtorganismus natürlich abnimmt.

Hochlegen der Beine

Die einfachste bewegungstherapeutische Maßnahme besteht darin, daß man die Beine hochlegt und damit den Blutrückstrom erleichtert. Als Akutmaßnahme wurde dies bei Kollapszuständen bereits genannt. Ansonsten ist für die Fuß- und Wadenregion das Gehen die angemessene Bewegungstherapie. Nicht umsonst führt bei sitzender und besonders bei stehender Körperhaltung ein Versacken des Blutes über eine Blutdrucksenkung bevorzugt zu Beschwerden. Es sind also alle Übungen, die beim Gehen oder bei einer entsprechend gestalteten Gymnastik die Muskulatur im Bereich des Fußes, der Wade und des Oberschenkels kräftigen, im Sinne einer Bewegungstherapie bei niedrigem Blutdruck (wie auch bei Venenleiden) hilfreich.

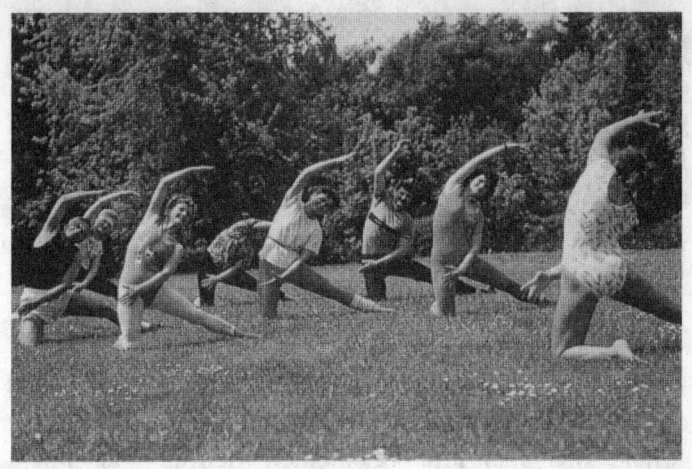

*Gymnastik wirkt allgemein kräftigend und besonders
bei niedrigem Blutdruck tonisierend.*

Besonders wenn bei fortgeschrittenen Venenveränderungen die Muskelpumpenfunktion so weit geschädigt ist, daß sie keine Beschleunigung des venösen Blutstroms beim Laufen mehr hervorruft, weil die Venenklappen nicht funktionieren oder das notwendige Widerlager erschlafft ist, kann zur Bewegungstherapie als die notwendige passive Komponente eine konsequente Kompressionsbehandlung in Form elastischer Binden oder in Form gut angepaßter Kompressionsstrümpfe hinzukommen.

Bei den Gott sei Dank sehr seltenen Fällen eines kompletten venösen Regulationsversagens, bei dem sehr hohe Anteile der Gesamtblutmenge in den Venen ,,verschwinden'' können, muß eine starke Kompressionsbehandlung von den Zehen bis zum Rippenbogen durchgeführt werden.

Die Erfahrung mit dieser Art der Bewegungstherapie bei niedrigem Blutdruck bestätigt die bekannte Tatsache, daß Stehen und Sitzen für den Hypotoniker ungünstige Körperlagen darstellen, während Laufen und Liegen mit erhöhten Beinen zur Blutdrucknormalisierung beitragen können.

Das richtige Gehen

Noch ein Wort zum Gehen. Das normale Gehen — und das ist gerade auch für den Patienten mit niederem Blutdruck, aber auch mit Venenleiden wichtig — ist nur in normalen Schuhen möglich. Die Schuhe sollten flach, relativ weit, druckfrei und insgesamt sehr bequem sein. Trägt man allerdings aus modischen Gründen sehr hohe Absätze, wird die Beweglichkeit des oberen Sprunggelenks so eingeschränkt, daß die Wadenmuskulatur beim Laufen kaum noch beansprucht wird. Ein hoher Stöckelschuh ist also zur Bewegungstherapie bei niedrigem Blutdruck nicht geeignet. Der hohe Absatz verhindert fast jede Bewegung in den Gelenken, die Wade ist wie eingegipst. Das Abrollen beim Gehen ist nicht mehr möglich, die Beugung im Kniegelenk reduziert. Trägt die modebewußte Dame dann noch einen engen Rock, kann sie nicht mehr laufen, sondern nur noch ,,trippeln''. Die Beine sind zu ,,Stelzen'' degradiert. Keine Muskelpumpe hilft dem in den Venen versackten Blut mehr ,,auf die Sprünge''. Die Folge sind nicht nur die Beschwerden eines niedrigen Blutdrucks, sondern es machen sich auch die Folgen einer übermäßigen Venenbeanspruchung bemerkbar. Abends sind die Füße schwer und lahm.

Die Behebung des körperlichen Trainingsmangels

Der zweite Aspekt der Bewegungstherapie bei niedrigem Blutdruck ist mehr allgemeiner Art.

Wir wollen dabei von der Überlegung ausgehen, daß auch ein ansonsten vollständig gesunder Mensch nach mehrwöchiger strenger Bettruhe unter erheblichen Kreislaufregulationsstörungen im Sinne eines erniedrigten Blutdrucks mit unangepaßter Reaktionsfähigkeit leidet. Praktisch bedeutet dies, daß er beim Aufstehen unter erheblichen Schwindelerscheinungen leidet, auf kleinste Anstrengungen mit einer erhöhten Pulsfrequenz antwortet und in keiner Weise körperlich belastbar ist. Es liegen, mit anderen Worten, sämtliche Anzeichen eines starken körperlichen Trainingsmangels vor.

Da diese Symptome mit denen des niedrigen Blutdrucks identisch sind, ist es naheliegend zu überlegen, ob der Hypotoniker sich nur leistungsunfähig fühlt oder ob er auch untrainiert ist.

Belastungsuntersuchungen an Patienten mit niederem Blutdruck ergeben dabei folgende Befunde: Unter definierten Arbeitsleistungen (z. B. Fahrradergometrie) besteht bei Hypotonikern eine verringerte Arbeitsökonomie und eine Einschränkung der Leistungsbreite des Kreislaufs. Wir finden einen ungenügenden Blutdruckanstieg bei der Belastung, eine hohe Pulsfrequenz schon bei niedrigen Wattstufen und ein mangelndes Durchstehvermögen. Die sogenannte Ausbelastungsfrequenz (180 Herzschläge pro Minute minus Lebensalter) wird bei der Belastungsuntersuchung in der Regel nicht erreicht und der Arbeitsversuch wegen subjektiver Beschwerden in Form von Erschöpfungs- und Beklemmungsgefühlen sowie Schwindel vorzeitig abgebrochen. Die Erholungszeit, gemessen an der Pulsfrequenznormalisierung nach Ende der Belastung, ist bei Menschen mit niedrigem Blutdruck deutlich verlängert.

Ein weiterer Belastungstest steht im sogenannten Stehversuch zur Verfügung. Bei aufrechtem Stehen kommt es beim Hypotoniker zu einem Anstieg der Pulsfrequenz auf 110 bis 140 Schläge pro Minute und zu einer Einengung der Blutdruckamplitude (systolischer minus diastolischer Blutdruck) auf Werte bis zu 10 mm Hg. Diese

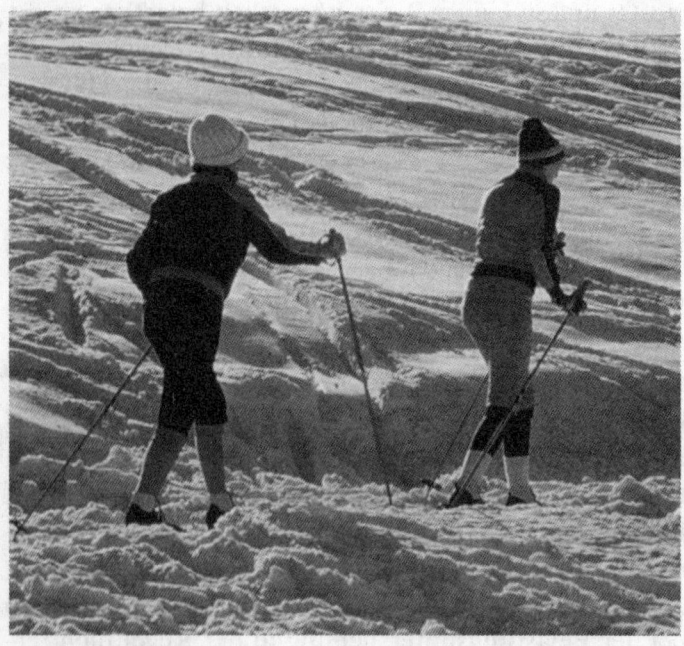

Skilanglauf ist eine zur Behebung eines Trainings-mangels besonders gut geeignete Ausdauersportart.

Amplitudeneinengung wird durch einen Abfall des systolischen und durch einen Anstieg des diastolischen Blutdrucks herbeigeführt.

Insbesondere die Ergebnisse des Arbeitsversuches weisen darauf hin, daß der niedrige oder zu niedrige Blutdruck in der Regel mit einem starken körperlichen Trainingsmangel einhergeht. Darüber darf auch die bereits erwähnte Tatsache nicht hinwegtäuschen, daß Leistungssportler sehr oft einen niedrigen Ruheblutdruck, allerdings bei niedriger Pulsfrequenz, haben. Bei austrainierten Personen ist dieses Kreislaufverhalten Ausdruck einer ökonomischen Kreislaufeinstellung, die eine erhebliche Erweiterung der Leistungsreserve gewährt. Außerdem sind Leistungssportler mit niedrigem Blutdruck in der Regel vollständig beschwerdefrei.

Der beim Menschen mit niederem Blutdruck meist nachweisbare Trainingsmangel ist die Basis für die Durchführung einer allgemeinen Bewegungstherapie über die oben beschriebene spezielle Beeinflussung der Beinmuskelpumpe hinaus.

Da die Bewegungstherapie in diesem Falle einen trainierenden Effekt haben soll, sind dafür sämtliche Ausdauersportarten geeignet. Also insbesondere Laufen, Radfahren und Schwimmen. Beim Schwimmen sollte die Wassertemperatur allerdings 28°C nicht übersteigen, da bei höheren Temperaturen eine Erweiterung der Venen mit der Folge eines weiteren Blutdruckabfalls eintritt.

Schwimmen

Gerade das Schwimmen bietet aber die Möglichkeit, verschiedene Funktionsprinzipien der Kneipptherapie miteinander zu verbinden. Bei niedrigeren Wassertemperaturen werden die Wirkungen von Kaltwasseranwendungen wirksam. Das ist selbstverständlich. Zusätzlich kommt auch der positive Effekt des Wasserdrucks unterstützend hinzu. Wir alle wissen, daß beim Eintauchen der auf den Körper einwirkende Wasserdruck von der Tauchtiefe abhängig ist. Bei einer Tauchtiefe von 1 Meter beträgt der Wasserdruck logischerweise 100 cm Wassersäule. Wenn wir unseren Körper unter dem Aspekt betrachten, welche Teile komprimierbar (zusammenpreßbar) sind und welche nicht, erkennen wir sofort: In nennenswerter Weise kann eine Kompression nur im Bereich der Beine und des Bauches auftreten, während der Brustraum durch die Rippen und der Kopfraum durch die harte knöcherne Schädelkapsel vor Druckeinwirkung geschützt sind. Wasserdruck wird also unter ,,Kompression der komprimierbaren'' Körperteile zu einer Verschiebung des Blutvolumens führen müssen.

Das Vollbad

Die praktischen Auswirkungen können wir am besten anhand eines Vollbades nachvollziehen. Die im Vollbad wirkenden, relativ geringen Wasserdrücke reichen aus, um aus der unteren Körperhälfte eine Volumenverschiebung von etwa 600 bis 800 ml in Richtung zum rechten Herzen zu bewirken. Dadurch wird die Füllung des rech-

102

ten Herzvorhofes und der rechten Herzkammer so gesteigert, daß das Schlagvolumen und das Herzminutenvolumen — ohne Berücksichtigung der zusätzlichen Effekte der Wassertemperatur — um etwa 30 % ansteigt. Daß dieser Effekt bei einem schlagvolumenbedingten niedrigen Blutdruck erwünscht ist, liegt auf der Hand. Andererseits darf man nicht vergessen, daß diese akute Volumenbelastung bei einem vorgeschädigten Herzen, das bereits unter Ruhebedingungen an der Grenze seiner Leistungsfähigkeit arbeitet, zum endgültigen Kreislaufversagen führen kann.

Die Erhöhung des Schlagvolumens steigert wiederum bei kompensierten Kreislaufverhältnissen die Leistungsfähigkeit, da der Blutdruck und damit die Leistungsbereitschaft ohne erhöhten Sauerstoffverbrauch der Herzmuskulatur (dieser ist frequenzabhängig) ansteigen. Identische, ergometrisch bestimmte Leistungen werden daher z. B. von Herzinfarktpatienten im Wasser wesentlich besser und beschwerdefreier ertragen als außerhalb des Wassers.

Für den Gesunden enthält das ,,sportliche Schwimmen'' darüber hinaus den beschriebenen allgemeinen Trainingseffekt.

Wie oft soll man trainieren?

Da Personen mit einer primären Hypotonie ansonsten im allgemeinen gesund sind, darf und muß das regelmäßig durchzuführende Bewegungstherapieprogramm belastend sein, um trainierend wirken zu können. Eine ausreichende Wirkung ist nur zu erwarten, wenn durch die Ausübung der sportlichen Betätigung die Ausbelastungsherzfrequenz erreicht wird. Diese beträgt, wie bereits oben erwähnt, 180 Herzschläge pro Minute minus Lebensalter. Ein Trainingszuwachs ist zu erwarten, wenn die Übungen etwa täglich 20 Minuten lang durchgeführt werden, mindestens aber dreimal in der Woche über eine Zeitdauer von 30 bis 45 Minuten.

Ein solchermaßen durchgeführtes Training bedeutet nicht unbedingt eine enorme Erhöhung der Blutdruckausgangslage, jedoch, im Sinne einer allgemeinen vegetativen Tonisierung, eine Vermeidung der vorher so lästigen Ausschläge nach unten. Darüber hinaus ist mit einer allgemeinen positiven Wirkung auf das gesamte Herz-Kreislauf-System zu rechnen. Das Herz wird, wie auch die übrige beim Training beanspruchte Muskulatur, kräftiger, und der Venentonus steigt an, was zu einer Stabilisierung der zirkulierenden Blutmenge führt. Insgesamt können wir von einer Verschiebung der gesamten Kreislaufsituation in Richtung auf die sogenannte arbeitsbereite (ergotrope) Phase rechnen.

Die Ernährung

Daß in diesem Zusammenhang auch ernährungstherapeutische Maßnahmen von Bedeutung sein können, soll im folgenden erläutert werden. Andererseits darf die Ernährungstherapie im Rahmen der komplexen Physiotherapie nach Kneipp im Zusammenhang mit dem niederen Blutdruck nicht überbewertet werden. Anders als im Falle des hohen Blutdrucks, der sehr oft mit einem Übergewicht vergesellschaftet ist, besteht zwischen Körpergewicht und niedrigem Blutdruck — mit Ausnahme von den heutzutage in den Industrieländern seltenen Fällen ausgesprochener Unterernährung — kein Zusammenhang. Auch hat ein niedriger Blutdruck nichts mit ernährungsbedingten Stoffwechselstörungen zu tun.

Während man also dem Patienten mit hohem Blutdruck in der Regel als Basistherapie empfehlen muß, das überhöhte Körpergewicht zu normalisieren, ist der Umkehrschluß für den oft ideal- oder normalgewichtigen Patienten mit Blutniederdruck nicht sinnvoll.

Die Ernährungstherapie im Zusammenhang mit der Hypotonie betrifft lediglich folgenden Teilaspekt, der auch mit der Mobilisierung des unter Umständen in den Venenspeichern ruhenden Blutvolumens zu tun hat.

Dabei ist folgender Rückblick auf die normale Kreislauffunktion erforderlich: Die treibenden Kräfte, die das Blut in Bewegung halten, sind nach Passieren des Kapillarnetzes relativ gering, und auch die Ansaugleistung des rechten Herzvorhofes auf die Venen ist nicht sehr groß. Ein Teil der Mechanismen, die es dem Blut ermöglichen, auch in stehender Position „bergauf" zu fließen, wurden bereits erwähnt. Zusätzlichen Antrieb erhält der herzwärts gerichtete Blutfluß in den Venen auch durch die Atembewegungen des Brustkorbes und besonders des Zwerchfells. Wenn wir deshalb davon ausgehen, daß bei einem erheblichen Übergewicht nicht nur die statische Belastung des Gesamtorganismus erhöht ist, sondern auch die Atembewegungen stark reduziert sein können, verstehen wir, weshalb bei Dicken — zusätzlich auch durch die Drucksteigerung im Bauchraum — die Entleerung der venösen Blutspeicher und damit die Normalisierung der zirkulierenden Blutmenge gestört sein kann. In den Fällen eines vorhandenen erheblichen Übergewichtes ist also auch im Zusammenhang mit der Hypotonie neben den bekannten allgemeinen medizinischen Überlegungen eine Gewichtsnormalisierung dringend anzuraten. Zusätzlich ist natürlich auch zu erwähnen, daß sich ein stark übergewichtiger Patient bei der Ausübung eines Ausdauersportes außerordentlich schwer tun kann.

Zusammenfassung

Bewegungstherapie im Rahmen der Kneippbehandlung eines zu niedrigen Blutdrucks bedeutet also zunächst die gezielte Kräftigung der Beinmuskulatur durch entsprechende gymnastische Übungen mit dem Ziel, die Beinmuskelpumpe zur venösen Rückstromförderung gezielt zu trainieren. Dadurch können bei vermehrter venöser Blutspeicherung das Schlagvolumen des Herzens und damit der Blutdruck normalisiert werden. Sind bereits gravierende morphologische Veränderungen der Venen (Krampfadern) vorhanden, ist manchmal eine unterstützende Kompressionsbehandlung mit elastischen Binden oder Kompressionsstrümpfen erforderlich.

Zum anderen bedeutet Bewegungstherapie in diesem Zusammenhang allgemeines körperliches Training, gegebenenfalls bei gleichzeitiger Normalisierung eines überhöhten Körpergewichtes. Ausgesprochen schädlich sind jedoch alle statischen Sportarten wie z. B. Kraftsportarten (Gewichtheben, Ringen, einseitiges Bodybuilding), da hierbei kein Trainingseffekt für das Herz-Kreislauf-System zu erwarten ist. Darüber hinaus können solche Sportarten infolge der starken Bauchpresse auch zu Venenschädigungen führen, die, wie wir gesehen haben, bei einem niederen Blutdruck sicherlich nicht zur Verbesserung der Situation beitragen. So kommt es z. B. beim Gewichtheben zu einer enormen Drucksteigerung im Bereich der Venen. Dabei können Drücke von 300 mm Hg, also das mehr als Zweifache des normalen Arteriendruckes, erreicht werden. Dem können die Venen der Beine auf Dauer einfach nicht standhalten.

Hydrotherapie und Bewegungstherapie — eine Zwischenbilanz

Fassen wir das, was wir bisher über hydrotherapeutische und bewegungstherapeutische Maßnahmen bei niederem Blutdruck gehört haben, zusammen, dann ergibt sich bereits aus diesen Teilaspekten ein Einblick in die ganzheitliche Behandlungsmethode, wie sie mit dem Kneippschen Therapiekonzept zu verwirklichen ist.

Die im einzelnen beschriebenen Maßnahmen haben nämlich, wie wir gehört haben, über den gezielten Behandlungseffekt bei niederem Blutdruck hinaus auch allgemein therapeutische Wirkungen im Sinne einer Steigerung der allgemeinen Fitneß, Leistungsfähigkeit und Regulationsfähigkeit. Es verschwinden also nicht nur die Beschwerden des niedrigen Blutdrucks, sondern bei konsequenter Durchführung des Therapiekonzeptes ist auf dieser Basis auch eine deutliche Steigerung der allgemeinen Lebensqualität möglich.

Besonders günstig sind diese beiden Teilaspekte auch in Hinblick auf ihre einfache Durchführbarkeit zu

Hause. Es bedarf nämlich weder einer Kureinrichtung noch besonderer hydrotherapeutischer Kenntnisse, um sich unter Nutzung der bisher besprochenen Möglichkeiten selbst zu behandeln. Kaltwasseranwendungen können auch auf einfachste Art und Weise mit der in jedem Hause vorhandenen Dusche (ohne den Brausekopf) durchgeführt werden, im Zweifelsfall kann man in der eigenen Badewanne Wassertreten oder auch die Beine nur dadurch abkühlen, daß man sie in einen Eimer mit kaltem Wasser stellt. Die Bewegungstherapie ist ohnehin nur sinnvoll, wenn sie unabhängig von den Kurmaßnahmen auch zu Hause regelmäßig durchgeführt wird. Dabei erlernen die betroffenen Patienten sehr schnell, sich auch in für sie extremen Situationen mit kleinen Tricks weiterzuhelfen. Wer z. B. beim längeren erzwungenen Stehen, etwa in einer überfüllten Sportarena oder in der Kirche, kollapsgefährdet ist, kann sich dadurch helfen, daß er immer wieder fast unmerkliche Zehenstandsübungen macht, also mit Hilfe der Wadenmuskulatur die zirkulierende Blutmenge erhöht. Ähnliches gilt für Autofahrer, die auf Reisen spätestens alle eineinhalb bis zwei Stunden anhalten sollten, um mit Zehenständen und Kniebeugen ihren Kreislauf ,,in Schwung'' zu bringen.

Ordnungstherapie

„Krankheit ist alles, woran der Mensch leidet", sagte Hippokrates und meinte damit den ganzen Menschen in seiner leiblichen, seelischen und sozialen Dimension.

In einer Zeit, in der die Medizin ihre naturwissenschaftliche Basis zu entdecken begann und dabei die Seele ihrer Patienten aus den Augen verlor, lag es für Sebastian Kneipp als Priester sicherlich nahe, die Einheit des Menschen, bestehend aus Körper, Geist und Seele, zu betonen.

Wie richtig er damit lag, wenn er dabei auch naturgemäß einen seelsorgerischen Standpunkt betonte, beweist die Entwicklung der psychosomatischen Medizin in den letzten Jahrzehnten. Dem „Es" das „Ich" zurückzugeben, wie es V. von Uexküll als Vertreter der modernen Psychosomatik formuliert, bedeutete für Kneipp, den Körper seines Patienten in Einklang mit seiner Seele und, unter seelsorgerischen Aspekten, den Menschen in seiner Gesamtheit zum Einklang mit seinem Schöpfer zu führen.

Ordnungstherapie bedeutet jedoch auch Beachtung der für jedes Lebewesen existierenden Biorhythmik oder Chronobiologie. Dabei ist die Aufdeckung einer gestörten Chronobiologie als Krankheitsursache ebenso bedeutsam wie die Beachtung des Biorhythmus bei der therapeutischen Maßnahme. Der Begriff der Biorhythmik oder Chronobiologie bedarf der näheren Erläuterung. Wir müssen zwischen sogenannten exogenen Rhythmen, die durch äußere Zeitgeber der Umgebung oder der Umwelt (z. B. Sonne und Mond) bestimmt werden (z. B. Tagesrhythmus, Siebentagesrhythmus, Monatsrhythmus) und endogenen Rhythmen im Sinne der sogenannten „inneren Uhr" unterscheiden.

Die Biorhythmen

Neben vielerlei anderen Rhythmen besteht beim Menschen (aber auch bei Tieren) ein normaler 24-Stunden-Rhythmus, d. h. ein Wechsel der Funktionen und der Leistungsfähigkeit des Organismus. Dieses läßt sich z. B. an verschiedenen Meßwerten nachweisen: Die Körpertemperatur etwa ist in den Nachmittagsstunden am höchsten. Wie schon erwähnt, kommt es während der Nacht, und zwar gleichgültig, ob wir schlafen oder wach sind, zu einem Absinken des Blutdrucks, ebenso ändern sich im Laufe eines 24-Stunden-Rhythmus die Magensaftsekretion, der Hautwiderstand und viele andere Merkmale. Das Resultat dieser rhythmischen Abläufe ist, daß die körperliche und geistige Leistungsbereitschaft in den Vormittagsstunden am höchsten ist, während der Mittagsstunden absinkt und nachmittags wieder leicht ansteigt. Sie sinkt während der Nachtstunden auf einen Tiefpunkt, etwa gegen 2 Uhr.

Dieser Rhythmus bleibt auch während der Belastung durch Nachtarbeit bestehen. Das bedeutet, daß Nacht- und Schichtarbeiter ihren vorgegebenen Biorhythmus beibehalten.

Die modernen Strukturen der Arbeitsorganisation im Mehrschichtsystem widersprechen natürlich in gewissem Maße diesen rhythmischen Abläufen, da sie den uns innewohnenden Phasenwechsel zwischen leistungsbereiten (ergotropen) und ruhebereiten (trophotropen) Perioden nicht berücksichtigen.

Die ergotrope Einstellung der vegetativen Regulationssysteme stellt eine auf eine gemeinsame Leistung gerichtete Steigerung von Funktionsabläufen dar, wobei die Art der Leistungssteigerung dem geforderten Funktionsziel entspricht: z. B. Steigerung von Blutdruck, Herzfrequenz und Atmung bei Muskelarbeit.

Die trophotropen Phasen sind auf Bestand, Erholung und Regeneration ausgerichtet, wobei sich jede Teilfunktion in harmonischem Gleichgewicht mit allen anderen Funktionen befindet (Hildebrandt).

Aus diesem rhythmischen Wechsel zwischen Leistungsbereitschaft und Erholungsforderung zu schließen, daß der Mensch sich in seinen Lebensäußerungen stets und immer und unter allen Umständen an diesen periodischen Wechsel zu halten habe, ist sicherlich zu weitgehend.

Zwar leben Pflanzen und Tiere üblicherweise in völligem Einklang mit den Rhythmen ihrer Umgebung. Der Mensch unterscheidet sich aber von anderen Lebewesen gerade dadurch, daß er sich im Laufe seiner Entwicklung die Freiheit erarbeitet hat, sich unabhängig von seinen Rhythmen zu verhalten.

Auch ist die Frage zu stellen, ob für eine gesunde Lebensweise stets eine rhythmusentsprechende Verhaltensweise gefordert werden muß. Gehört nicht vielmehr zum Menschsein auch die Möglichkeit, von der errungenen Freiheit in gewissem Umfang Gebrauch zu machen, um sich gesund entwickeln zu können? Immerhin muß bedacht werden, daß ein Abweichen vom biologischen

Rhythmus im Sinne eines Störreizes nach den Regeln eines aus Reiz und Reizantwort bestehenden Therapiesystems durchaus ordnend und gesunderhaltend im Sinne der funktionellen Adaption wirken könnte.

Sinn der Ordnungstherapie

Ziel der Kneippschen Ordnungstherapie kann es also nicht sein, den Menschen seiner Freiheit zu berauben und jede seiner Lebensäußerungen nach dem ihm innewohnenden Rhythmus ,,glattzubügeln''. Vielmehr hilft uns die Beachtung der Regeln der Chronobiologie, den Patienten auf mögliche natürliche Ursachen einer Befindlichkeitsstörung hinzuweisen.

Das Ziel der Ordnungstherapie liegt also in diesem Fall weniger darin, bestimmte Beschwerden zu beseitigen, als im Sinne der Vorbeugung auf ein möglicherweise bestehendes Übermaß an Störgrößen hinzuweisen.

Natürlich können wir auch mit Hilfe der Ordnungstherapie unsere Patienten nicht aus den Zwängen gesellschaftlicher Verhältnisse befreien. Wir können aber durch den Hinweis auf zugrundeliegende biorhythmische Tatsachen auf ein besseres Verständnis in der sinnvollen Handhabung etwa des Freizeit- oder Urlaubsverhaltens hinweisen.

Gerade dies ermöglicht uns, z. B. im Sinne von Streßvermeidung und Streßabbau über entsprechende Freizeitgestaltung den Weg in Richtung auf eine vernünftige — sowohl bei bestimmten Leiden (hier Hypotonie) sinnvolle, aber auch allgemein vorbeugende — Bewegungstherapie zu lenken.

Die Ordnungstherapie kann sich in diesem Sinne als eine umfassende Klammer des ganzheitlichen, das Symptom, die zugrundeliegende Krankheit, die seelische Befindlichkeit erfassenden Therapiekonzepts erweisen.

Die Techniken

Ordnungstherapeutische Einwirkungsmöglichkeiten auf das vegetative Nervensystem, das alle Organfunktionen und darunter natürlich auch das Blutdruckverhalten steuert, sind jedoch auch in viel direkterer Art und Weise möglich.

Zwar setzen wir immer voraus — und haben das auch hier bei unseren Erörterungen getan (siehe Seite 46) —, daß das vegetative Nervensystem autonom ist, also nicht unserem Willen unterworfen, jedoch eröffnen die Ergebnisse lerntheoretischer Experimente im Rahmen von Suggestion, Hypnose und übenden Techniken (Autogenes Training) gerade auch der Behandlung funktioneller Störungen des Herz-Kreislauf-Systems bemerkenswerte Perspektiven.

So kann z. B. eine auf dem Wege der Hypnose suggerierte körperliche Anstrengung erhebliche Herzfrequenzsteigerungen verursachen. Umgekehrt führt die Suggestion einer starken körperlichen Erschöpfung nach einer extremen Anstrengung zu einem Absinken der Herzfrequenz und sogar zu Rhythmusstörungen.

Autogenes Training

Im Autogenen Training, bei dem die konzentrative Hinwendung zu bestimmten Organfunktionen geübt wird, führt z. B. die Konzentration auf das Herz zur Pulsverlangsamung, je nach Bedingungen aber auch zur Herzfrequenzbeschleunigung.

In der Lerntheorie werden derartige Effekte als Konditionierung bezeichnet. Meister der Konditionierungstechnik sind etwa die indischen Fakire. Von praktischer Bedeutung ist jedoch die Möglichkeit der Konditionierung vegetativer Funktionen, also der Einflußnahme auf Pulsfrequenz und Blutdruck in Form des sogenannten biologischen Rückkopplungstrainings, möglicherweise besser bekannt unter dem Ausdruck Biofeedback-Training.

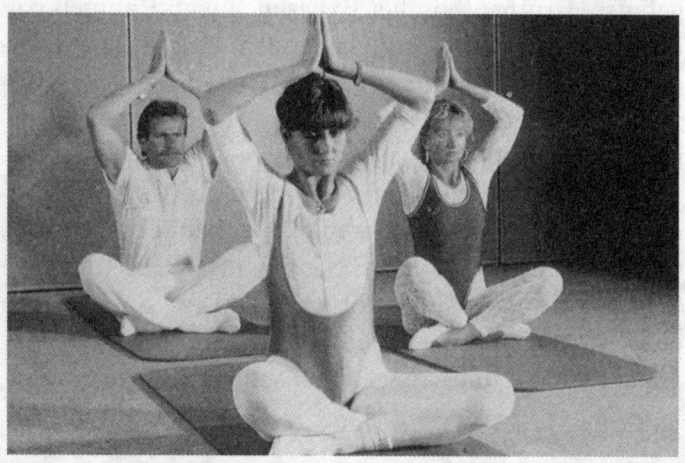

Autogenes Training und Yoga sind wichtige Elemente in der Kneippschen Ordnungstherapie.

Während das Autogene Training neben dem wirklichen ärztlichen Gespräch als Instrument eines ganzheitlichen Vorgehens in der Krankenführung einen seit langem anerkannten Teilaspekt der Kneippschen Ordnungstherapie darstellt, ist wohl über die Wertigkeit diverser Biofeedback-Methoden, die im Sinne der vegetativen Beeinflussung auch therapeutisch genutzt werden, das letzte Wort noch nicht gesprochen.

Wenn wir in diesem Zusammenhang auch nur auf einzelne Facetten des Gesamtsystems der Kneippschen Ordnungstherapie eingehen konnten, ergibt sich doch daraus das Verständnis der zentralen Bedeutung der Ordnungstherapie, welche unter Beachtung der gesamten Persönlichkeit des Menschen in seiner leiblichen, seelischen sowie auch sozialen Dimension die komplexe Physiotherapie erst zu einem ganzheitlichen Behandlungskonzept macht.

Phytotherapie

Zu den hervorstechenden Wesensmerkmalen Kneipps, nämlich Gottvertrauen, Durchhaltevermögen und Bescheidenheit, muß eine unendlich aufnahmebereite Beobachtungsgabe hinzugekommen sein. Anders ist die Entwicklung und stetige Verfeinerung seines Therapiekonzeptes kaum zu erklären.

Mit dieser Fähigkeit, sorgfältig zu beobachten, baute er auch die Behandlung mit pflanzlichen Heilmitteln in sein Therapieverfahren mit ein. Basierend auf einer volkskundlichen Kräuterheilkunde, verwandte er dazu zunächst wohl überwiegend heimische Heilpflanzen. Indem er das Überkommene sichtete, das Brauchbare weiterentwickelte und das Unnütze ausschied, legte er die Basis dafür, daß auch heute noch die Phytotherapie zu Recht als eine tragende Säule der komplexen Physiotherapie betrachtet werden kann.

Die Behandlung der Hypotonie mit pflanzlichen Arzneimitteln

Die Kneippsche Phytotherapie (die Therapie mit Arznei- und Heilpflanzen) hat nichts mit Homöopathie oder Anthroposophie zu tun. Auch die Verwendung stark wirksamer Drogen ist der Kneippschen „Apotheke" fremd. Unter Phytotherapie verstehen wir vielmehr die Verwendung milder pflanzlicher Wirkstoffe, die gleichwohl eine kontrollierbare Wirkung haben, worüber auch der Gesetzgeber wacht. Die Milde der Kneippschen Pflanzenheilkunde wird begleitet von einer praktisch vollständigen Nebenwirkungsfreiheit. Wir sprechen von einer großen therapeutischen Breite der Phytotherapie.

Wo immer es geht, versucht der Kneipparzt unter Verwendung dergestalt milder und nebenwirkungsfreier Medikamente andere chemische Substanzen mit stärkerer Wirksamkeit, möglicherweise aber auch erheblichen Nebenwirkungen, einzusparen. Vernünftigerweise bedeutet dies nicht, daß er auf die sogenannten „schulmedizinischen" oder chemischen Arzneimittel grundsätzlich verzichten würde. Denn auch die üblicherweise von Ärzten betriebene Pharmakotherapie eignet sich erforderlichenfalls vorzüglich, in das ansonsten naturheilkundlich orientierte ganzheitliche Konzept eingebaut zu werden. Wichtig ist jedoch, daß der nach Kneipp tätige Arzt eben das ganzheitliche Konzept nicht aus den Augen verliert, das es ihm in vielen Fällen ermöglicht, die Anzahl der verwendeten chemischen Einzelstubstanzen zu reduzieren oder auch auf einzelne Stoffe ganz zu verzichten. Wir nennen dies einen Einspareffekt oder einen Substitutionseffekt.

Gerade bei den hier besprochenen hypotonen Regulationsstörungen mit niedriger oder zu niedriger Blutdruckausgangslage, bei der mehr das Befinden als die Gesundheit gestört ist, wäre die Phytotherapie eigentlich in hervorragender Weise in diesem Sinne einsetzbar. Leider lassen uns jedoch die aus Heilpflanzen gewonnenen Arzneimittel bei der Behandlung der Hypotonie auch weitgehend im Stich, wie das eingangs bereits für die chemischen Substanzen (z. B. Dihydroergotamin) geschildert wurde. Zwar enthält die „Präparateliste der Naturheilkunde" von 1989 (Sommerverlag, Teningen) über 30 meist pflanzliche Mischpräparate gegen niedrigen Blutdruck. Diese entsprechen jedoch z. T. dem homöopathischen Behandlungsprinzip.

Blutdrucksteigernde Pflanzen

Typische Vertreter solcher antihypotensiv wirkender Mischpräparate enthalten z. B. Pflanzenextrakte aus Weißdorn, Schneeglöckchen, Mistelkraut, Baldrianwurzel, Johanniskraut, Adoniskraut sowie zusätzlich Kampfer und Koffein. Die genannten Pflanzenauszüge weisen wohl überwiegend herzkraftstärkende, rhythmusregulierende, z. T. auch beruhigende Eigenschaften auf, haben jedoch keine spezifischen Wirkungen gegen einen niederen Blutdruck. Anders beim Koffein und beim Kampfer. Deren Wirkungseintritt gegen Zustände niedrigen Blutdrucks ist prompt und auch eindeutig nachweisbar, ihre Wirkung ist jedoch sehr flüchtig, so daß eine Dauertherapie eines niedrigen Blutdrucks auch damit kaum möglich ist. Außerdem haben beide Stoffe, wiewohl pflanzlichen Ursprungs, nicht die erwünschte therapeutische Breite, d. h., es können Vergiftungserscheinungen bei hohen Dosierungen auftreten.

Mit Sicherheit sind die bisher beschriebenen Maßnahmen, insbesondere hydrotherapeutische und bewegungstherapeutische Behandlung, auf lange Sicht gesehen wesentlich wirksamer als die der genannten pflanzlichen Präparate.

Besser bewährt haben sich kreislaufanregende – jedoch nicht zu heiße – Vollbäder mit Rosmarinextrakten.

Die Behandlung der Venenschwäche

Der Rückblick auf die Entstehung einer Vielzahl hypotoner Regulationsstörungen richtet unseren Blick jedoch erneut auf das Versacken des Blutes in erschlafften Venen oder Krampfadern.

Da die Venenschwäche andererseits eine Domäne der Therapie mit pflanzlichen Arzneimitteln ist, können wir derartige Präparate mit Erfolg auch im Gesamtkonzept der Hypotoniebehandlung einsetzen — wenn eine Venenschwäche an der Entstehung der Hypotonie ursächlich beteiligt ist.

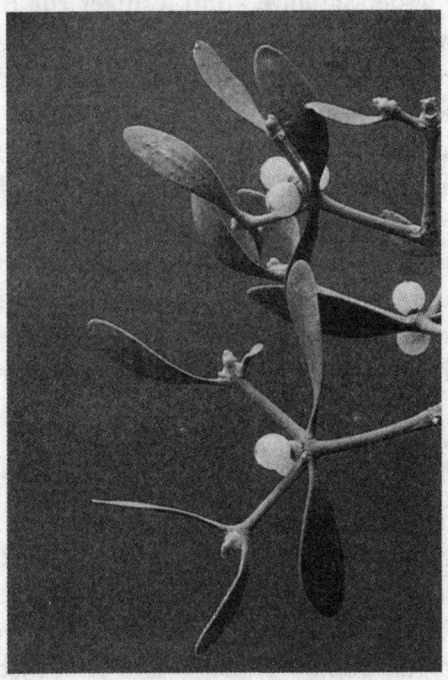

Die Mistel: eine Pflanze mit entspannender Wirkung

Vertreter derartiger Arzneimittel, die venentonisierend wirken können, sind Roßkastaniensamenextrakte und der Mäusedorn. Diese Medikamente stehen zum Ver-abreichen als Tropfen oder Tabletten zur Verfügung, sie führen zu einer Erhöhung der Spannkraft der Ve-nenwände, wenn die Degeneration der Muskelwand im Sinne einer erheblichen Krampfaderbildung nicht zu weit fortgeschritten ist. Für das Kneippsche Therapiekonzept sind sie deshalb besonders geeignet, weil ihre Wirksam-keit durch die gleichzeitige Verabreichung von kalten hydrotherapeutischen Anwendungen noch verstärkt wer-den kann. Darüber hinaus wirken sie, und das ist vor allem für Venenpatienten und weniger für Blutdruck-patienten interessant, kapillarabdichtend und wirken der Entwicklung von Wasseransammlungen (Ödemen) in den Beinen entgegen.

Eine ähnliche und ebenfalls mit entsprechenden Me-thoden gut nachweisbare Wirkung haben arnikahaltige Salben (z. B. Arnica Kneipp Salbe®, Kneippwerke Würzburg), die ebenfalls in Kombination mit kalter Hydrotherapie enorm venentonussteigernd wirken und somit das zirkulierende Blutvolumen und das Schlag-volumen des Herzens, dessen Verringerung an der Ent-stehung hypotoner Zustände ja ursächlich beteiligt sein kann, positiv beeinflussen.

Eine absolut überragende Rolle kommt allen genann-ten pflanzenheilkundlichen Mitteln jedoch nicht zu, im Zusammenspiel der einzelnen Bausteine des Gesamtkon-zeptes haben sie jedoch je nach Ursache für die hypo-tone Dysregulation durchaus ihren Platz. Insbesondere die letztgenannten Präparate haben eine große therapeutische Breite, d. h., sie sind nachweisbar wirksam, bei gleichzeitiger Nebenwirkungsfreiheit. Demgegenüber ist die Behandlung des niedrigen Blutdrucks, das sei nochmals betont, mit den bekannten analeptischen Substanzen, wie Koffein, Teein, Kampher, nicht sinnvoll, da diese zwar eine eindeutige blutdruckanhebende Wirkung haben, die aber von einer nach kurzer Zeit einsetzenden gegenregulatorischen weiteren Absenkung des Blutdrucks gefolgt wird.

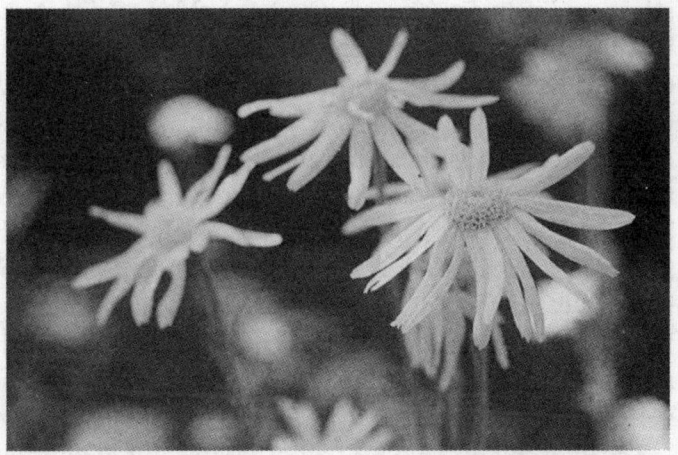

Aus Arnika werden Salben hergestellt, die stark venentonussteigernd wirken.

Vorbeugen ist besser als heilen

Die komplexe Physiotherapie nach Kneipp ist bei niedrigem Blutdruck (Hypotonie) die Behandlungsmethode der Wahl. Und zwar sowohl von der Methodik als auch von der Wirksamkeit her.

Wie wir gesehen haben und wie die Betroffenen selbst wissen, ist ein niedriger Blutdruck meistens ein sehr lästiges und weniger ein gefährliches Leiden. Seine Auswirkungen würden wir weniger als Krankheit, sondern eher als Störung der Befindlichkeit bezeichnen. Es ist daher unter methodischen Gesichtspunkten nur konsequent, eine Behandlungsart zu wählen, die mit milden und bei Beachtung ganz weniger Einschränkungen nebenwirkungsfreien Maßnahmen, die sich zudem noch sinnvoll, zum Teil sogar im Sinne eines echten Synergismus, ergänzen, auskommt. In diesem Sinne sind die beschriebenen Methoden der Kneipptherapie heute auch schulmedizinisch allgemein als bevorzugte Behandlungsverfahren anerkannt.

Darüber hinaus ist die Kneipptherapie durch alternative, schulmedizinische Behandlungsansätze auch hinsichtlich der Wirksamkeit nicht zu übertreffen. Nur in Notsituationen wird auch der Schulmediziner zu anderen Methoden greifen, wenn anders das Überleben des Patienten nicht zu sichern ist. In solchen Situationen müssen dann allerdings unter Umständen erhebliche Nebenwirkungen in Kauf genommen werden, wie sie mit der Verwendung sehr stark in das Kreislaufgeschehen eingreifender Medikamente auftreten können. Für eine orale Dauerbehandlung sind diese Medikamente jedenfalls nicht geeignet. Andererseits haben wir bei der Besprechung der Wirkprinzipien der Kneipptherapie auch immer wieder darauf hingewiesen, daß lebensbedrohliche Zustände, in denen der erkrankte Organismus zu einer Reizantwort auf einen von außen einwirkenden Reiz nicht mehr in der Lage ist, für die Physiotherapie nach Kneipp ungeeignet sind.

Außer den venösen Durchblutungsstörungen dürfte es wohl kein Beschwerdebild geben, das so wie die Hypotonie die Kongruenz zwischen naturheilkundlicher und schulmedizinischer Behandlung bestätigt. Hierdurch wird der manchmal künstlich konstruierte Gegensatz zwischen sogenannter Schulmedizin und Naturheilkunde besonders eindrucksvoll ad absurdum geführt. Oft geht im Krankheitsgeschehen der Entwicklung eines pathologischen (krankhaften) Befundes eine Störung der Befindlichkeit voraus. Ja oft entwickeln sich Krankheiten geradezu aus vorhergehenden Befindensstörungen heraus. Wenn sich Arzt und Patient mit der notwendigen Sensibilität diesem Ablauf im Krankheitsgeschehen nähern, ergeben sich gerade durch die physiotherapeutischen Behandlungsmethoden zahllose Möglichkeiten der Vorbeugung.

Die Vorteile der Kneipptherapie

,,Wie wenig ist es im Grunde, was der Erzengel an der Pforte des Paradieses dem Menschen auferlegt hat, im Vergleich zu dem, was er selber in seiner Verblendung sich antut.''

Dieser meisterhaft formulierte Satz des Schriftstellers und Arztes Peter Bamm bedeutet in bezug auf unsere Gesundheit, daß nur wenige Krankheiten dem Menschen von seinem Schöpfer in die Wiege gelegt wurden, daß aber die weitaus meisten Erkrankungen durch unvernünftiges Verhalten, risikoreiche Lebensführung, kurz gesagt durch Unvernunft oder Verblendung, wie der Dichter sagt, vom Menschen selbst verursacht werden. Ob diese Unvernunft nun aus einer falschen Ernährung, Bewegungsmangel, zuviel Streß und Hetze, Mißachtung natürlicher Rhythmen oder dem Konsum gefährlicher Genußgifte oder einer allgemeinen Reizüberflutung besteht, immer sind wir Menschen geneigt, ,,zivilisatorische Einflüsse'' geradezu entschuldigend für uns selbst in Anspruch zu nehmen.

Dabei ist die Fähigkeit des Körpers, jahre-, manchmal jahrzehntelang mit der Unvernunft seines Besitzers in erträglichem Frieden zu leben, geradezu phänomenal. Er verfügt über vielerlei Kompensationsmechanismen, wie wir sagen.

Doch ,,der Krug geht so lange zum Brunnen, bis er bricht'', sagt ein Sprichwort. Irgendwann führen unvernünftige oder riskante Verhaltensweisen von der Gesundheit über Störungen des Befindens zur Krankheit.

Ausschalten der Risiken und, spätestens zum Zeitpunkt der Störung der Befindlichkeit, welche selbst noch keine Krankheit bedeutet, vorbeugende Maßnahmen zu ergreifen, ist ein entscheidender Ansatz der Gesundheitslehre von Sebastian Kneipp. Daß diese in ihrer komplexen Ausgestaltung darüber hinaus auch eine echte heilende Wirkung besitzt, wenn alle Warnsignale zuvor schon überhört wurden, bestätigt die Genialität des Gesamtkonzeptes.

Gerade im Bereich der Herz-Kreislauf-Krankheiten, zu denen auch die Hypotonie gehört, haben ganze Heerscharen von klugen Köpfen in jahrzehntelanger Arbeit die Behandlungsmethodik über die reine medikamentöse Therapie und über die übliche Sprechstundenmedizin hinaus weiterentwickelt und sind im großen und ganzen zu Behandlungskonzepten gekommen, wie sie in den fünf Säulen der Kneipptherapie schon seit etwa 100 Jahren bekannt waren.

Trotzdem halten sich hartnäckig die Vorurteile, die entweder behaupten, daß die Kneipptherapie eine Roßkur sei, oder aber behaupten, daß die Wirkung der Kneipptherapie nicht recht nachweisbar sei.

Gerade das veränderte Bewußtsein der Menschen im Umgang mit ihrer Umwelt hat bei vielen auch zum Umdenken in bezug auf den eigenen Körper und die eigene Gesundheit geführt. Dieser Sinneswandel, der allgemein und auch im Bereich der Medizin nicht mehr das Heil allein im Vertrauen zu hochtechnisierten Verfahren sucht, und die Tatsache, daß die technisierte Medizin in vielen Bereichen die Grenzen der Vernunft und des Zumutbaren erreicht hat und in manchen Teilaspekten wohl auch in eine Sackgasse geführt hat, haben inzwischen eine Rückbesinnung auch mancher Schulmediziner in Richtung Naturheilkunde bewirkt. In diesem

Sinne werden heute gesundheitspolitische Ansätze neu überdacht, wenn dies auch manchmal nicht allein unter dem Motto ,,Vorbeugen ist besser als Heilen", sondern unter dem Motto ,,Vorbeugen ist billiger als Heilen", geschieht.

Wie dem auch sei, gerade der Umgang mit den Behandlungsverfahren nach Sebastian Kneipp erlaubt uns die Erkenntnis, daß präventive und therapeutische Verfahren ineinandergreifen können, daß sie ohne die Attribute der reinen Reparaturmedizin auskommen können und daß die Behandlungsmethoden doch einer wissenschaftlichen Überprüfung standhalten.

Es soll nun hier von seiten der Naturheilkunde kein neuer Zaun gegenüber der heute noch üblichen Medizin errichtet werden, kaum daß die Barrieren von der anderen Seite her eingerissen werden. Auch sollen die hervorragenden Erfolge der Schulmedizin etwa im Bereich der Herz- und Gefäßchirurgie sowie der hochentwickelten Pharmakotherapie nicht geschmälert werden. Und doch müssen wir uns sagen und müssen wir erkennen, daß, wenn all dieser Aufwand zur Behandlung von schweren Erkrankungen erforderlich wird, vermutlich schon Jahre und Jahrzehnte einer einfachen, nebenwirkungsfreien und preiswerten Vorbeugung versäumt wurden.

In diesem Sinne sollten ganzheitliche Therapiekonzepte von allen Seiten akzeptiert werden. Es könnte zur Vermeidung von viel Schmerz, Not und Leid beitragen. Das ewige Leben werden wir trotzdem nicht gewinnen.

Kurgemäße Kneipptherapie

In diesem und im abschließenden Kapitel wollen wir uns der Praxis zuwenden: Wie wird der niedrige Blutdruck im Rahmen der Kneipptherapie behandelt? In allen Fällen, in denen die Störungen einer intensiveren Behandlung bedürfen, als dies durch gelegentliche Arztbesuche und Maßnahmen zu Hause möglich ist, kommt die Kneippkur in Betracht. Je früher mit einer Kneippkur begonnen wird, desto größer sind natürlich auch die Chancen auf Heilung, Besserung oder dauerhafte Linderung. Das bedeutet, daß eine Kneippkur gegen einen zu niedrigen Blutdruck gar nicht früh genug versucht werden kann; im Sinne einer echten Prophylaxe (Vorbeugung) hat sie gerade auf das hier in erster Linie betroffene Herz-Kreislauf-System einen äußerst günstigen Einfluß. Also: Nicht erst an eine Kur denken, wenn schon massive Beschwerden oder irreparable Beeinträchtigungen festgestellt worden sind!

In diesem Zusammenhang kann auch sehr leicht mit dem Argument aufgeräumt werden, Kuren seien nur etwas für kranke oder alte Leute. Das immer noch leicht verstaubte Image vieler traditionsreicher Badeorte, die ja zum Teil auf eine bis ins Römerreich zurückreichende, mehrtausendjährige Badekultur zurückblicken können, wird sich in den nächsten Jahren sehr schnell ändern: Immer mehr junge Menschen sind von Funktionsstörungen und Zivilisations-Folgeerscheinungen betroffen, die nur in einer intensiven Kurbehandlung dauerhaft in den Griff zu bekommen sind. Dazu gehört auch der zu niedere Blutdruck, eine Erscheinung, die sehr häufig bei jungen Menschen, insbesondere jungen Frauen, angetroffen wird.

Die Kneippkur

Eine Kneippkur gegen einen zu niedrigen Blutdruck mit all seinen negativen Folgeerscheinungen dauert drei, aber besser vier Wochen. Sie sollte vom behandelnden Arzt empfohlen und auch verschrieben sein. Der Arzt kann auch Empfehlungen über geeignete Heilbäder und Kurorte geben. Man sollte dabei immer darauf achten, daß nur ein staatlich anerkannter Ort mit echten Kneippkurbetrieben in Frage kommt. ,,Echt'' heißt, daß alle kneippschen Anwendungen im Haus selbst verabreicht werden können. Diese individuelle und patientennahe Form der Behandlung ist typisch für die Kneippkur und macht ihren besonderen Wert aus.

Geeignete Kneippkurbetriebe sind:

- Kneippkurkliniken und auch Kneippsanatorien: In diesen ist der Arzt ständig im Haus.
- Kneippkurhotels, Kneippkurpensionen und Kneippkurheime: Hier besteht in der Regel freie Arztwahl.

Alle diese Betriebe haben eine Kneipptherapie-Abteilung und das geschulte und staatlich geprüfte Personal.

Die Kur selbst wird im Kneippheilbad oder im Kneippkurort stets von einem Kneipparzt verordnet, der in der Regel auch Arzt für Naturheilverfahren ist. Er überwacht die Kur mit wöchentlichen Zwischenuntersuchungen oder, wenn nötig, mit täglichen Visiten. Die Bademeister dürfen keine Anwendung ohne badeärztliche Verordnung verabreichen!

Die Kneippkur fordert einen aktiven Patienten

Die Kneippkur ist, wie wir schon vorher festgestellt haben, ein fein dosierbares Reiz-Reaktions-Training für unsere Gefäße. Lassen Sie deshalb die Kur ruhig und geduldig angehen und meinen Sie nicht, daß Sie gleich alle möglichen Anwendungen auf einmal oder schnell hintereinander bekommen müssen: Ihr Organismus braucht Zeit, die Reize richtig beantworten zu können.

Und wie sieht nun solch ein Kneippkurplan aus? Hier ist ein typischer Wochenkurplan für die Heilanzeige niedriger Blutdruck zusammengestellt (siehe Tabelle auf der nächsten Seite).

Man sieht an diesem Kurplan, daß der Bewegungstherapie mindestens die gleiche Bedeutung beigemessen wird wie der Hydrotherapie. Deshalb sind die Nachmittage auch in aller Regel frei von hydrotherapeutischen Anwendungen, denn der späte Vormittag und der Nachmittag dienen dem intensiven Ausdauertraining des vom niedrigen Blutdruck betroffenen Patienten. Nicht unerwähnt soll an dieser Stelle bleiben, daß für das Ausdauertraining natürlich alle gesunden Hobbysportarten benützt werden können: neben dem Schwimmen eben das Radfahren, auch Golf oder Rudern, Tennis oder Squash, je nachdem, was die eigene Konstitution zuläßt und welche Hobbies man besitzt.

1. Woche

Hydrotherapie	frühmorgens	vormittags	nachmittags	abends
Montag	—	Kneguß	—	Wassertreten
Dienstag	Wadenwickel mit Lehm	—	—	Wassertreten
Mittwoch	—	Kneguß	—	Wassertreten
Donnerstag	Wadenwickel mit Lehm (Quark)	—	—	Wassertreten
Freitag	—	Kneguß	—	Wassertreten
Samstag	Wadenwickel mit Lehm	—	—	Wassertreten

Bewegungstherapie: 2x täglich kräftiger Spaziergang; Schwimmen erlaubt (Wasser unter 28°C!) Morgengymnastik täglich; täglich Ausdauertraining 30 Minuten Laufen oder 1 Stunde Radfahren.

Ernährungstherapie: Normalkost, je nach Körpergewicht.

Nachfolgend wird ein typischer Wochenkurplan für die Behandlung des niedrigen Blutdrucks dargestellt, wie er in der vierten Woche einer Kneippkur aussieht.

4. Woche

Hydrotherapie	frühmorgens	vormittags	nachmittags	abends
Montag	—	Schenkelguß	—	Wassertreten
Dienstag	Beinwickel mit Lehm	—	—	Wassertreten
Mittwoch	—	Schenkelguß	—	Wassertreten
Donnerstag	Beinwickel mit Lehm (Quark)	—	—	Wassertreten
Freitag	—	Schenkelguß	—	Wassertreten
Samstag	Beinwickel mit Lehm	—	—	Wassertreten

Bewegungstherapie: 2x täglich kräftiger Spaziergang; Schwimmen erlaubt (Wasser unter 28° C!); täglich Morgengymnastik; Ausdauertraining täglich 30 Minuten Laufen oder 1 Stunde Radfahren.

Ernährungstherapie: Normalkost, je nach Körpergewicht.

Die Hydrotherapie zieht sich gleichbleibend von der ersten bis zur vierten Woche durch, dabei sollte die Bewegungstherapie stetig intensiviert werden.

Wenn Sie nun zu der Überzeugung gekommen sind, daß Sie entweder zur Vorbeugung oder zur intensiven Therapie Ihres niederen Blutdrucks eine Kneippkur planen sollten, dann empfiehlt sich folgendes Vorgehen:

1. Beratung mit Ihrem behandelnden Arzt, das können der Hausarzt, ein Facharzt, ggf. auch der Krankenhausarzt sein.

2. Beratung mit Ihrer Krankenkasse, vor allen Dingen hinsichtlich der Kurart:

   Ambulante Kur: Hier werden der Kurzarzt in voller Höhe, die Kurmittel zu 90 % ersetzt. Außerdem erhalten Sie DM 15,— Tagegeld, so daß etwa die Hälfte der Gesamtkurkosten auf Sie entfällt.

   Stationäre Kur: Hier trägt die Krankenkasse die gesamten Kurkosten, abzüglich eines gesetzlichen Selbstbehaltes von DM 10,— pro Kurtag.

3. Auswahl des Kneippkurortes und Kneippkurbetriebes (siehe Adressen, die weiterhelfen).

Haben Sie Ihren Kuraufenthalt begonnen, dann werden Sie sehr schnell einen weiteren großen Vorzug der Kneipptherapie erkennen: Es ist quasi eine Kur zum „mit nach Hause nehmen". Eine ganze Reihe von Anwendungen können Sie nämlich ohne großen Aufwand zu Hause nützen, um so den Kurerfolg zu verlängern und sich dauerhaft fit zu halten. Dem „Wie" widmen wir uns im abschließenden Kapitel.

Kneippanwendungen zu Hause

Sie haben aus dem bisher Gelesenen sicher die Einstellung gewonnen, daß die Kneipptherapie nicht nur eine feine Sache ist, sondern daß auch kleine, harmlos erscheinende Anwendungen starke Wirkung zeigen können. Daher sei vorab nochmals eindringlich empfohlen, eine Selbsttherapie nicht ohne ärztliche Abstimmung zu beginnen. Beraten Sie sich in jedem Fall mit Ihrem Arzt, wenn möglich, mit einem Facharzt (Internist oder Angiologe). Ideal ist es natürlich, wenn Sie Erfahrungen von einer Kneippkur mitbringen: Sie wissen nicht nur schon recht gut, wie es gemacht wird, sondern Sie haben auch festgestellt, auf welche Anwendungen Sie besonders gut reagieren und bei welchen Sie sich am besten fühlen. Denn das Wohlgefühl gehört zur Kneippanwendung wie das Wasser: Es wäre falsch und ein Kunstfehler, wenn Sie sich nach einer Anwendung ständig schlechter fühlen als vorher, wenn es Sie friert, fröstelt oder wenn Sie auf andere Weise unerwünscht reagieren. Hier können eine Fehlregulation oder ein Behandlungsfehler vorliegen, und dies sollten Sie unbedingt mit Ihrem Arzt besprechen.

Ansonsten bedarf es nur noch einiger geringer Investitionen, um Ihr häusliches Badezimmer in eine Kneippstation zu verwandeln.

Große Badehandtücher, eine Badehaube, eine Bade-
matte als Unterlage für die Füße, eine Einlage für die
Duschkabine oder Badewanne gegen Rutschgefahr, Pla-
stikwannen oder Eimer für Fußbäder und ein Wasser-
thermometer.

Was Sie jetzt noch brauchen:

● Einen *Schlauch* für die Güsse: 3/4 Zoll weit und etwa
  150 cm lang mit einer Weiche an den Wasserhahn
  angeschlossen. Ersatzweise kann auch ein Gießrohr
  dienlich sein, das sich an Stelle des Brausekopfes auf-
  stecken läßt. Die Brause selbst ist aufgrund ihres dün-
  nen Strahls, der auch noch einen unerwünschten
  Druck abgibt, für Güsse ungeeignet.
● Eine *Naturfaserbürste* mit Stiel fürs Trockenbürsten.
● Zwei *Fußbadewannen* oder große Eimer, die für Fußbäder geeignet sind: Die Füße müssen dabei entspannt
  und nicht eingezwängt am Boden aufliegen können.
● *Wickeltücher* für Wadenwickel und Beinwickel (zwei
  Lagen Leinen, zwei Lagen Baumwolle und zwei La-
  gen Wolle) in unterschiedlicher Größe.
  Diese sind in Drogerien oder Apotheken als Kneipp-
  Wickelset erhältlich.
● *Badezusätze* (Extrakte) oder Badeöle. Hier gilt es be-
  sonders, auf den Wirkstoffgehalt zu achten. Denken
  Sie bei Badezusätzen auch daran, daß Originalaus-
  züge häufig aufgrund ihres starken Wirkstoffgehal-
  tes nicht wannenrein sind. Das bedeutet, Ihre Wanne
  muß entweder aus säurefestem Kunststoff oder aus
  Nirosta-Stahl sein.

Und schon kann es losgehen – nein, einige eiserne Grundsätze für das Kneippen sollten Sie noch beherzigen:

- Niemals kalte Anwendungen auf ein kaltes Körperteil, also auch nicht kneippen, wenn Sie frieren oder frösteln.
- Immer vor und nach der Anwendung für kräftige Erwärmung sorgen, sei es durch Bettwärme oder intensive Bewegung.
- Sie sollten sich nach Behandlungen immer wohler fühlen als vorher.
- Keine Anwendung darf unmittelbar vor oder nach dem Schwimmen genommen werden, auch zu Mahlzeiten, insbesondere zu großen Speisen, ist ein Abstand von etwa einer Stunde zu halten.
- Die Anwendungsreize dürfen nicht übertrieben werden: Hier gilt die Faustregel: Kleine Reize muntern auf, mittlere Reize trainieren und kräftigen, zu große Reize schaden.
- Bei Unwohlsein oder unerwarteten Reaktionen sollten Sie immer Ihren Arzt zu Rate ziehen.

Nachfolgend sind beispielhafte häusliche Übungsprogramme für die Behandlung des niedrigen Blutdrucks zusammengestellt:

Kneipptherapie und Trainingsprogramm gegen niedrigen Blutdruck im Alltag

Hydrotherapie	morgens nach dem Aufstehen	abends vor dem Zubettgehen
Montag	Kniaguß	Kniaguß
Dienstag	Kniaguß	Kniaguß
Mittwoch	Kniaguß	Kniaguß
Donnerstag	Kniaguß	Kniaguß
Freitag	Kniaguß	Kniaguß
Samstag	Kniaguß	Kniaguß

Bewegungstherapie: Schwimmen (Wasser unter 28 °C!) 3x pro Woche Ausdauertraining 45 Minuten Laufen oder 90 Minuten Radfahren, alternativ täglich 20 Minuten Laufen.

Der Kniaguß

Sie sehen, daß Sie zu Hause im wesentlichen mit dem klassischen Kniaguß auskommen. Daneben können Sie natürlich all die Maßnahmen machen, die auch im Kurplan verordnet worden sind, so insbesondere das abendliche Wassertreten vor dem Einschlafen. Es führt zusätzlich zur Beruhigung und läßt Sie leichter einschlafen. Beachten Sie dabei aber ganz besonders die eherne Regel, daß Sie nicht mit kalten Füßen einschlafen können, also nach dem Wassertreten für Erwärmung sor-

gen bzw. im Winter auch kurzfristig Socken beim Zu-
bettgehen anziehen!

Noch einige technische Hinweise zum Knieguß: Ein
Kneippscher Guß ist immer ein „Flachguß"; d. h., das
Wasser fließt im flachen Winkel auf die Haut und bil-
det einen Wassermantel. Der dazu notwendige Wasserdruck wird wie folgt eingestellt: Den Dreiviertelzoll-
Schlauch oder das Gießrohr halten Sie so, daß das Wasser senkrecht genau eine Handbreit hoch steigt. Dies ist
der optimale Druck für alle Flachgüsse.

Der kalte Knieguß geht wie folgt: Man beginnt rechts
außen am Fußrücken, fährt mit dem Strahl hoch bis
etwa 10 cm über das Knie, wo man einige Sekunden verweilt, und fährt dann auf der Innenseite des Beines abwärts. Danach wird das linke Bein genauso behandelt.
Abschließend werden beide Fußsohlen noch abgegos-
sen.

Hierzu noch ein Tip: Am besten stellen Sie sich bei
der Anwendung auf einen Lattenrost, so daß die Füße
während der ca. 1 bis 2 Minuten des Gusses nicht im
abfließenden Wasser stehen und zuviel Kälte abbe-
kommen.

Der Schenkelguß

Der Schenkelguß verläuft ähnlich wie der Knieguß. Man
beginnt wieder am rechten Bein vom Fußrücken außen
hoch bis zur Leiste, verweilt dort einige Sekunden und
fährt am Bein innen wieder abwärts. Das gleiche geschieht mit dem linken Bein. Abschließend sind wieder
die Fußsohlen dran.

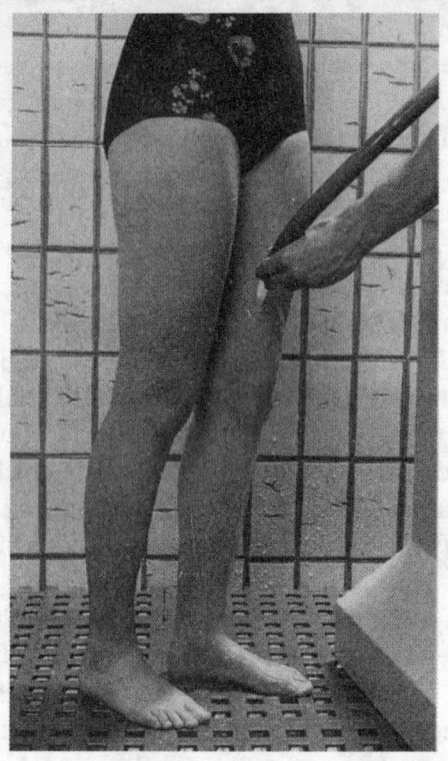

So wird der Kniecguß richtig gemacht.

Wassertreten

Das Wassertreten können Sie sehr leicht in Ihrer Badewanne veranstalten: Füllen Sie die Badewanne oder eine
entsprechend ausgestaltete Duschkabine bis zur Höhe
des oberen Wadenrandes, also ca. 30 bis 40 cm, mit kaltem Wasser. Gehen Sie dann auf und ab in der Bade-

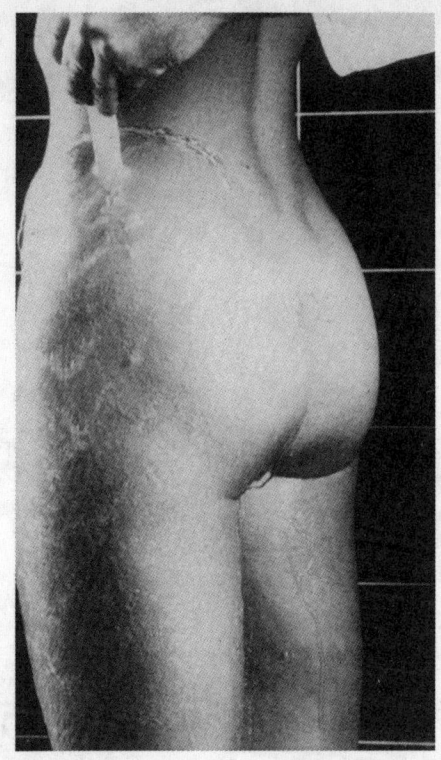

*Beim Schenkelguß verweilt man einige Sekunden
an der Leiste.*

wanne, indem Sie wie im Storchenschritt jeweils einen
Fuß völlig aus dem Wasser herausheben.

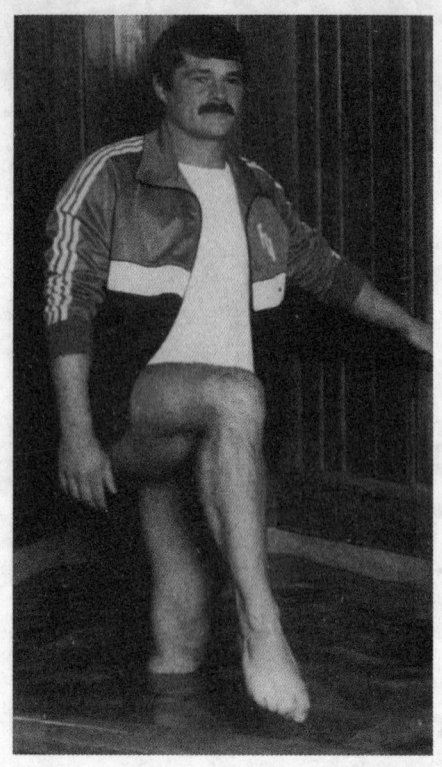

Wassertreten im ,,Storchenschritt"

Taulaufen

Alternativ dazu können Sie auch an frischen Tagen früh-
morgens das Taulaufen und abends bei Regenwetter das
Laufen im nassen Gras üben. Wenn Sie sich dann auf
diese Weise richtig abgehärtet haben, macht Ihnen sicher
auch das Schneetreten im Winter keine Probleme mehr.

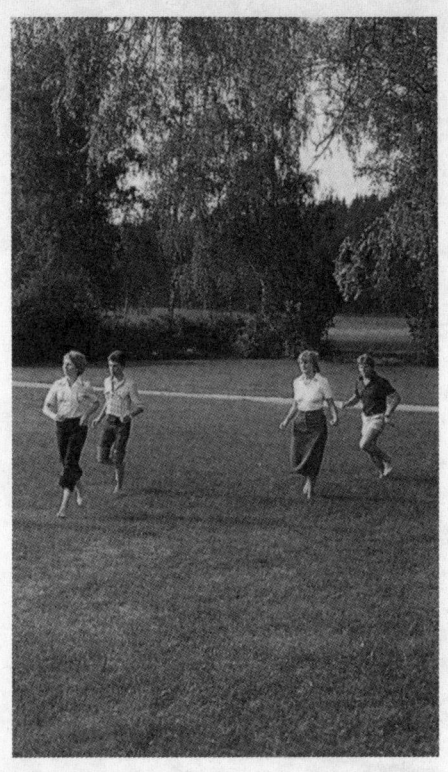

*Taulaufen am frühen Morgen in freier Natur
fördert die Gesundheit und erhöht die Lebensqualität.*

Aber Vorsicht! Liegen arterielle Durchblutungsstörungen vor, ist Schneetreten verboten.

Adressen, die weiterhelfen

Internationale Konföderation der Kneipp-Bewegung (IKK)

Adolf-Scholz-Allee 6 – 8
86825 Bad Wörishofen
Telefon 0 82 47/30 0 20

Kneipp-Bund e.V., Bundesverband für Gesundheitsförderung, Kneipp-Zentrum

Adolf-Scholz-Allee 6 – 8
86825 Bad Wörishofen
Telefon 0 82 47/30 0 20

Kneippärztebund, Ärztliche Gesellschaft für Physiotherapie e.V.

Adolf-Baumgarten-Straße 4
86825 Bad Wörishofen
Telefon 0 82 47/70 01

Kneipp-Schule, Fachschulen für Physiotherapie

Bruckner Straße 1
86825 Bad Wörishofen
Telefon 0 82 47/70 35
(staatlich anerkannte Fachschule für Kneipp-Bademeister, medizinische Bademeister, Masseure und Krankengymnasten)

Sebastian-Kneipp-Akademie für Gesundheitsbildung

Adolf-Scholz-Allee 6 – 8
86825 Bad Wörishofen
Telefon 0 82 47/30 0 20
(Ärztliche Akademie für Naturheilverfahren, Fernkurs „Gesundheitspädagogik", Ausbildung von Übungsleitern)

Verbund Deutscher Kneippheilbäder und Kneippkurorte

Postfach 1260
65520 Bad Camberg
Telefon 0 64 34/60 01

Österreichischer Kneipp-Bund

Kunigundenweg 10
A-8707 Leoben
Telefon 00 43/38 42-21 68 20

Österreichischer Kneippärztebund

Auzeile 22 a
A-2620 Neunkirchen
Telefon: 00 43/26 25-6 27 98

Kneipp-Werke Würzburg

Steinbachtal
97082 Würzburg
Telefon 09 31/8 00 20

Kneipp-Werke Bad Wörishofen

Leonhard-Oberhäußer-Straße 3
86825 Bad Wörishofen
Telefon 0 82 47/10 09

*Sebastian-Kneipp-Institut, Bad Wörishofener
Forschungsanstalt e.V.*

Am Tannenbaum 2
86825 Bad Wörishofen
Telefon 0 82 47/35 70

Sebastian-Kneipp-Zentralinstitut

Kathreinerstraße 9 a
86825 Bad Wörishofen
Telefon 0 82 47/63 03

Städtische Kurdirektion

Postfach 1443
Rathaus, Bgm.-Ledermann-Straße 1
86825 Bad Wörishofen
Telefon 0 82 47/35 02 50 oder 35 02 52
Telefax 0 82 47/35 02 53

Literaturhinweise

Sebastian Kneipp: Meine Wasserkur. Kneipp-Verlag, Bad Wörishofen 1990.

Sebastian Kneipp: So sollt Ihr leben. Kneipp-Verlag, Bad Wörishofen 1990.

Prof. Dr. med. Hans-Dieter Hentschel (Hrsg.): Naturheilverfahren in der ärztlichen Praxis. Deutscher Ärzteverlag, Köln 1991.

Dr. med. Wolfgang Brüggemann (Hrsg.): Lehrbuch Kneipptherapie. Springer Verlag, Berlin 1986.

Dr. med. Robert M. Bachmann: Naturheilverfahren für die ärztliche Praxis. perimed Verlag, Erlangen 1990.

Dr. med. Ulf Böhmig: Durchblutungsstörungen. Verlag Orac, Wien 1990.

Stichwortverzeichnis

So hilft Kneipp bei...

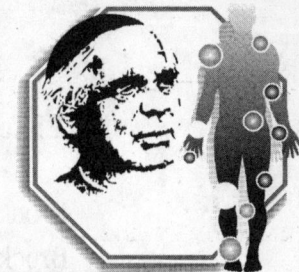

**Dr. med. Franz Eduard Brock
Dr. med. Hermann Silberhorn**

So hilft Kneipp bei Rheuma

151 Seiten, Paperback
ISBN 3-478-08482-2

Dr. med. Franz Eduard Brock

So hilft Kneipp bei niedrigem Blutdruck

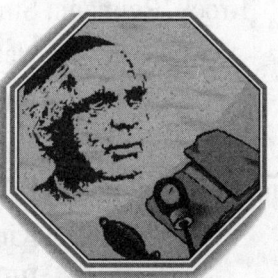

Dr. med. Franz Eduard Brock

So hilft Kneipp bei Schlafstörungen

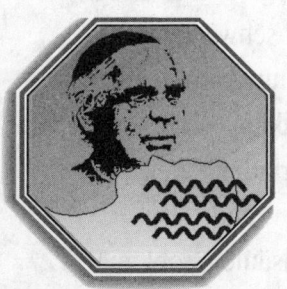

149 Seiten, Paperback
ISBN 3-478-08493-8

144 Seiten, Paperback
ISBN 3-478-08481-4

Erhältlich in
Ihrer Buchhandlung

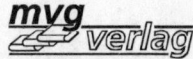

Postfach 45 04 41 · 80904 München

So hilft Kneipp bei ...

Die Erfolgsreihe für natürliche Selbstbehandlung

Erhältlich in jeder Buchhandlung

Orac